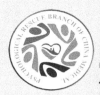

中国医学救援协会心理救援分会
健康教育与心理疏导系列丛书

骨科创伤
健康教育与心理疏导

主审◎肖　涛
主编◎郭晓柠　刘　萍　戴　宇

U0332110

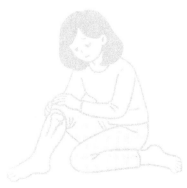

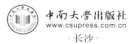
中南大学出版社
www.csupress.com.cn
·长沙·

图书在版编目(CIP)数据

骨科创伤健康教育与心理疏导／郭晓柠，刘萍，戴宇
主编. —长沙：中南大学出版社，2024.7
　　ISBN 978-7-5487-5841-9

　　Ⅰ. ①骨… Ⅱ. ①郭… ②刘… ③戴… Ⅲ. ①骨损伤
—健康教育②骨损伤—心理疏导 Ⅳ. ①R683②R395.6

中国国家版本馆 CIP 数据核字(2024)第 096082 号

骨科创伤健康教育与心理疏导
GUKE CHUANGSHANG JIANKANG JIAOYU YU XINLI SHUDAO

郭晓柠　刘萍　戴宇　主编

□出 版 人	林绵优	
□责任编辑	李　娴	
□责任印制	唐　曦	
□出版发行	中南大学出版社	
	社址：长沙市麓山南路	邮编：410083
	发行科电话：0731-88876770	传真：0731-88710482
□印　　装	广东虎彩云印刷有限公司	

□开　　本	880 mm×1230 mm 1/32	□印张 7.5	□字数 131 千字
□版　　次	2024 年 7 月第 1 版	□印次 2024 年 7 月第 1 次印刷	
□书　　号	ISBN 978-7-5487-5841-9		
□定　　价	48.00 元		

《骨科创伤健康教育与心理疏导》

编 写 人 员

主　审　　肖　涛

主　编　　郭晓柠　刘　萍　戴　宇

副主编　　黄添隆　彭　颖　刘梦姣　黄晓毅

　　　　　刘　丽　郭　勇　宫　毅　陈宗林

编　委　　（按姓氏笔画排序）

王　玲	王　璐	王俊杰	王雪艳
王惠平	邓　可	邓　婷	申　逸
申海艳	田继东	乐梅先	伍　沛
刘　丽	刘　春	刘　萍	刘梦姣
刘琼溧	刘瑾钰	许　兰	严明明
何佳薇	邹　敏	宋　瑜	陈亚平
陈宗林	陈思瑶	邵艳辉	欧阳正晓
周迎春	姜柯羽	宫　毅	贺　娜
袁　皖	郭　勇	郭晓柠	唐　丹
凌　林	黄邵薇	黄晓毅	黄添隆
曹　丹	梁瓞绵	彭　颖	董文婧
褚元鑫	戴　宇	魏建伟	

绘　图　　郭晓柠　刘艺涵

前言

　　在我们的生活中，骨科创伤仿佛是一个突如其来的访客，无论是一次不慎的跌倒，还是意外的碰撞，都可能让我们或我们的亲人面临挑战。当创伤发生时，它不仅给身体带来了痛苦，更在某种程度上影响了我们的生活节奏和质量。骨折、关节脱位、肌腱损伤等，这些看似简单的名词背后，隐藏着患者日夜难耐的疼痛。骨科创伤的治疗和康复不仅给社会和家庭带来了经济负担，还可能影响患者家庭成员的心理健康和社会关系。

　　在医学迅速发展的今天，医学知识越来越专

业，大众对骨科创伤诊治的认识存在许多盲区。科普教育在这一领域扮演着不可或缺的角色，它不仅帮助大众理解创伤的医学背景，还能提供预防和应对措施，以减少这类伤害的发生。此外，正确的科普知识能够引导患者在发生创伤后选择正确的治疗方法，以及配合医生完成治疗和康复，这对加快恢复过程、降低后遗症的发生率有着不言而喻的影响。科学知识的普及有助于患者、家属与医护人员之间进行有效沟通，有助于形成更加融洽的医患关系，使大家能够向着促进患者康复的共同目标携手前行。

当身体受到创伤时，心灵同样遭受打击。尤其是在遭受骨科创伤后，恢复的道路或许漫长且充满不确定性，患者往往会遭遇一段艰难的心理适应期。面对突如其来的身体限制和未知的康复前景，焦虑、抑郁和孤独感常常如影随形，成为患者不容忽视的心理问题。良好的心理状态是身体恢复的有力助手，而忽视心理健康则可能成为康复路上的隐形绊脚石。在本书中，我们特别强调了心理疏导的重要性，希望通过对心理健康的关注和指导，帮助患者在身体康复的同时，能够在心灵上获得力量，走出创伤的阴霾，重拾对生活的信心和勇气。

这本书汇集了患者和家属在我们日常工作中经常提出的问题，以及他们经常走入的误区。我们旨在通过专业的健康教育，引导公众正确理解和应对骨科创伤，同时提供心理层面的疏导和支持。我们诚挚地希望，本书不仅能成为患者和家属在面对创伤时的知识宝库，还能成为医疗工作者进行健康宣教时的实用手册，使每位读者都能从中获益。愿这本书能在您追求健康和克服困难的过程中为您提供支持和参考，让您的每一步都少些迷茫，多些明确。

编者

2024.3

目 录

01　常见创伤及处理

3

02　骨科创伤之术前宣教

03　骨科创伤之术后宣教

04 心理防护与疏导篇

01

常见创伤及处理

1. 什么是创伤?

　　创伤是指机械性致伤因素作用于机体所造成的组织结构完整性破坏或功能障碍，以及由此带来的心理创伤。造成创伤的因素众多，包括暴力、高温、寒冷、电流、放射线、酸、碱、毒气、虫咬等。随着工业、农业、交通业及体育事业的高速发展，各类创伤的发生率日趋增高，成为影响人类健康的重要因素之一。

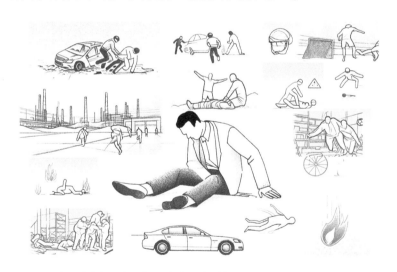

　　根据受累的部位不同，创伤可以分为骨科创伤、头部创伤、腹部创伤等。骨科创伤在所有创伤中的发生率因地区、人群及其活动方式等因素不同而有所不同，但

骨科创伤健康教育与心理疏导

骨科创伤无疑占了创伤的大部分，是公共卫生体系中重要的治疗和预防领域。

2. 骨科创伤包括哪些类型的疾病？

骨科创伤涉及的内容广泛，主要关注骨骼和关节系统的损伤，包括四肢骨折、脱位、软组织损伤以及关节损伤等。

骨科创伤可根据皮肤完整性分为：

（1）闭合性创伤：指受伤部位的皮肤黏膜保持完整，无开放性伤口，多为钝性暴力所致。如挫伤、挤压伤、扭伤、震荡伤、关节脱位、闭合性骨折等。

（2）开放性创伤：受伤部位皮肤、黏膜完整性破坏，深部组织与外界相通。如擦伤、撕裂伤、切割伤、砍伤和刺伤等。某些深部组织损伤，导致深部组织通过生理通道与外界相通，亦属于开放性创伤，如骨盆骨折引起直肠损伤和（或）泌尿道损伤。

3. 骨科常见的创伤因素有哪些？

（1）交通伤：交通事故是造成骨折、脱位和其他骨科创伤的最常见原因，多为高能量损伤，常伴有严重软组

4

织损伤，甚至伴有脊髓损伤、腹腔脏器损伤、颅脑外伤等严重损伤。

（2）坠落伤：无论是从高处的跌落还是在平地的滑倒，都是常见的创伤原因。坠落时着地部位的直接暴力和通过骨质向上传导的间接暴力均可造成骨折。跌倒是老年人骨折的主要原因之一，因为老年人平衡能力减退，容易在活动时跌倒，导致髋部、腕部等部位的骨折。

（3）机械伤：门窗卡压、机床碾压等造成的绞伤和挤压伤，以皮肤撕裂伤、骨折以及肌腱损伤为主，甚至导致肢（指）体离断。

（4）锐器伤：刀等锐器造成的刺伤或者切割伤，通常伤口整齐且较深，可合并血管、神经等深部组织损伤，甚至造成开放性骨折或者肢（指）体离断。

（5）运动损伤：体育活动是促进健康的重要方式，但同时也是骨科创伤的常见原因。高强度的运动如踢足球、打篮球、滑雪等，以及重复性运动，如跑步和打网球等，都可能导致骨折、脱位或软组织损伤。

（6）火器伤：由枪械或其他射击武器造成，由于高速机械冲击及高温灼烧同时作用于肢体，伤口表现复杂，可形成空腔并损伤深部组织、器官，也可表现为穿透伤，导致从入口到出口的通道存在广泛的组织损伤。

4. 骨科创伤有哪些表现?

（1）局部表现

1）疼痛：骨折、脱位或者软组织损伤均可表现为局部疼痛，主动或被动活动可加剧疼痛。

2）肿胀：为受伤部位微小血管破裂出血及周围组织炎性渗出所致。因血红蛋白分解可形成皮下瘀斑，肿胀部位及周围皮肤可出现发红或青紫。若受伤部位形成较大血肿，可扪及波动感。肢体节段的严重肿胀，因其组织内张力增高阻碍静脉血回流，可致远侧肢体也发生肿胀，甚至可影响动脉血流而致肢体远端苍白、皮温降低等。

3）功能障碍：局部肿胀、疼痛以及可能的肢体畸形，患肢功能部分甚至完全丧失。

4）出血：出血的颜色、量等根据损伤部位、创面大小等不尽相同。如暗红色渗血常见于皮肤挫裂伤，鲜红色大量出血则提示存在动脉破裂。

（2）全身表现

1）发热：骨科创伤后一般体温不会发生显著变化，当骨折出血量较大时，随着血肿的吸收可能会出现轻微的发热，体温通常不会超过38℃。创伤后发热为全身炎

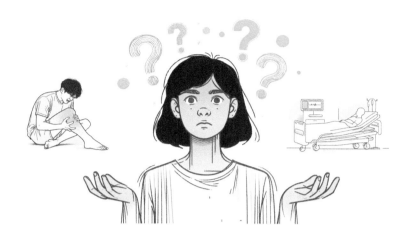

症反应所致，如果开放性创伤伴有持续性高热，应警惕感染可能。

2）休克：骨科创伤的严重并发症之一，常见于骨盆骨折、股骨骨折、多发骨折等出血量较大的骨折，也可见于合并重要脏器损伤、广泛软组织损伤的骨折。剧痛、恐惧等因素亦可造成有效循环血量锐减，导致休克。

5. 什么是骨折？

骨折是指因外力作用导致的骨骼的完整性和连续性中断。只要骨骼的完整性和连续性中断，无论骨骼是否完全断裂都称为骨折。平时所说的骨裂也属于骨折。

6. 骨折分为哪些类型呢?

医学上根据骨折的程度和形态, 将骨折分为以下八种类型:

(1)横行骨折: 骨折线几乎与骨干的纵向轴线成直角的骨折。

(2)斜形骨折: 骨折线与骨干纵轴呈不垂直角度的骨折。

(3)螺旋性骨折: 骨折线呈螺旋状, 常为旋转暴力所致。

(4)粉碎性骨折: 骨质碎裂成三块以上的骨折。

(5)青枝骨折: 在儿童长骨发生的骨折中, 遭受外力作用导致骨干弯曲和骨皮质出现褶皱, 而没有出现明显的断裂或错位的骨折。

(6)嵌插骨折: 骨折片相互嵌插的骨折, 常见于股骨颈骨折, 其中骨干的硬骨质部分嵌入了较为疏松的骨质中。

(7)压缩骨折: 松质骨因外力压缩变形的骨折, 多见于脊柱椎体骨折。

(8)骨骺骨折: 见于儿童, 骨折线经过骨骺的骨折。骨骺是位于儿童和青少年骨端的骨骼生长区。

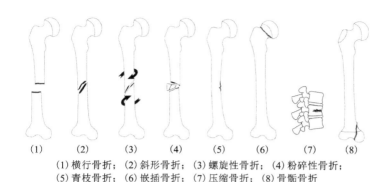

(1)　　(2)　　(3)　　(4)　　(5)　　(6)　　(7)　　(8)

(1)横行骨折；(2)斜形骨折；(3)螺旋性骨折；(4)粉碎性骨折；
(5)青枝骨折；(6)嵌插骨折；(7)压缩骨折；(8)骨骺骨折

7. 骨折有哪些表现呢？

（1）疼痛和压痛、肿胀和瘀斑、活动受限、不能负重。

（2）骨折专有体征

1）肢体畸形：骨折端移位导致的肢体形态异常，如成角、短缩、旋转畸形等。

2）反常活动：骨折后，在躯体正常情况下不应活动的部位出现异常的活动。

3）骨擦音或骨擦感：骨折断端相互摩擦产生的骨擦音或骨擦感。

8. 骨折的并发症有哪些？

骨折的并发症一般可以分为早期并发症和晚期并发症。

（1）早期并发症：包括休克、感染、重要内脏器官损伤、重要血管损伤、脊髓损伤、周围神经损伤、脂肪栓塞综合征、骨筋膜室综合征等。

1）休克：严重创伤、骨折引起血管损伤或重要内脏器官损伤导致大出血所致。

2）感染：开放性骨折，特别是污染较重或伴有较严重的软组织损伤，若清创不彻底，坏死组织残留或软组织覆盖不佳，可能发生感染，严重时可导致感染性休克。

3）重要内脏器官损伤：

①肝、脾破裂：严重的下胸壁损伤，除可致肋骨骨折外，还可能引起左侧的脾脏及右侧的肝脏破裂出血，导致休克。

②肺损伤：肋骨骨折时，骨折断端可使肋间血管及肺组织损伤，而出现气胸、血胸或血气胸，引起严重的呼吸困难。

③膀胱、尿道损伤：为骨盆骨折所致膀胱、尿道损伤，可引起下腹部、会阴疼痛、肿胀以及血尿、排尿困难。

④直肠损伤：为骨盆、骶骨、尾骨骨折所致，出现下腹部疼痛和直肠内出血。

4）重要血管损伤：常见的有股骨髁上骨折，可致股动脉、腘动脉和腘静脉损伤；胫骨上段骨折可致胫前或胫后动脉损伤；伸直型肱骨髁上骨折，近侧骨折端易造成肱动脉损伤。

5）脊髓损伤：脊柱骨折和脱位的严重并发症，多见于脊柱颈段和胸腰段，出现损伤平面以下的截瘫。脊髓损伤所致的截瘫可导致终身残疾。

6）周围神经损伤：在一些特殊的部位，如肱骨中、下 1/3 交界处骨折，极易损伤紧贴肱骨行走的桡神经；腓骨小头骨折易导致腓总神经损伤。

7）脂肪栓塞综合征：好发生于成年人。骨折处髓腔内血肿张力过大，骨髓被破坏，脂肪滴进入破裂的静脉窦内，可引起肺、脑脂肪栓塞。临床上出现呼吸功能不全、发绀，胸部 X 线片显示有广泛性肺实质性病变，可导致低氧血症，患者可出现烦躁不安、嗜睡，甚至昏迷和死亡。

8）骨筋膜室综合征：即由骨、骨间膜、肌间隔和深筋膜形成的骨筋膜室内肌肉和神经因急性缺血而产生的一系列早期症候群。最多见于前臂掌侧和小腿，根据其缺血的不同程度而导致缺血性肌挛缩甚至坏疽。如有大量毒素进入血循环，还可致休克、心律不齐和急性肾衰竭。

（2）晚期并发症：坠积性肺炎、压力性损伤、深静脉血栓形成、骨化性肌炎、创伤性关节炎、关节僵硬、急性骨萎缩、缺血性骨坏死、缺血性肌挛缩等。

1）坠积性肺炎：常见于长期卧床患者，特别是老年、体弱和伴有慢性疾病的患者。积极指导患者咳嗽，指导家属拍背排痰，遵医嘱予以雾化吸入治疗，鼓励患者积极进行呼吸功能锻炼，尽早下床活动。

2）压力性损伤：患者身体骨隆突处受压，局部血循环障碍，易形成压力性损伤。常见部位有骶尾部、髂棘部、足跟部、肩胛部、枕部、内外踝等部位。特别是截瘫患者，由于缺失神经支配，缺乏感觉，局部血循环更差，不仅更易发生压力性损伤，而且发生后难以治愈，常成为全身感染的来源。

3）深静脉血栓形成：多见于下肢骨折、多发骨折和骨盆骨折。因下肢长时间制动，静脉血回流缓慢，以及创伤所致的血液高凝状态，易导致血栓形成。应早期加强功能锻炼，注意低盐低脂饮食和每日 1500~2000 毫升的饮水量，同时做好物理预防，比如踝泵运动、梯度压力弹力袜和使用间歇充气加压装置，必要时遵医嘱使用抗凝药物预防深静脉血栓形成。

4）损伤性骨化：又称骨化性肌炎。由于关节扭伤、脱位或关节附近骨折，骨膜剥离形成骨膜下血肿，血肿扩大，血肿机化并在关节附近软组织内广泛骨化，造成关节活动功能障碍。特别多见于肘关节，如肱骨髁上骨折，反复复位或骨折后肘关节伸屈活动受限而进行的强力反复牵拉所致。

5）创伤性关节炎：关节内骨折，关节面遭到破坏，又未能准确复位，骨愈合后使关节面不平整，长期磨损易引起创伤性关节炎，致使关节活动时出现疼痛。

6）关节僵硬：即指患肢长时间固定，静脉和淋巴回流不畅，关节周围组织中浆液纤维性渗出和纤维蛋白沉积，发生纤维粘连。并伴有关节囊和周围肌肉挛缩，致使关节活动障碍。这是骨折和关节损伤最为常见的并发症。根据医生建议适时拆除固定和积极进行功能锻炼是预防和治疗关节僵硬的有效方法。

7）急性骨萎缩：即损伤所致关节附近的痛性骨质疏松，亦称反射性交感神经性骨营养不良。好发于手、足骨折后。骨折后早期应抬高患肢、积极进行主动功能锻炼，促进肿胀消退，预防其发生。

8）缺血性骨坏死：骨折使某一骨折段的血液供应被破坏，而发生该骨折段缺血性坏死。常见的有腕舟状骨骨折后近侧骨折段缺血性坏死，股骨颈骨折后股骨头缺血性坏死等。

9）缺血性肌挛缩：是骨折最严重的并发症之一，是骨筋膜室综合征的严重后果。它可由骨折和软组织损伤直接导致。提高对骨筋膜室综合征的认识并及时予以正确处理是防止缺血性肌挛缩发生的关键。一旦发生则难以治疗，预后极差，常致严重残疾。典型的畸形是爪形手和爪形足。

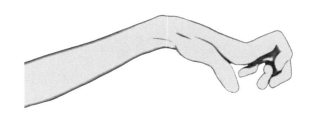

9. 骨折治疗的原则是什么？

（1）复位：将移位的骨折端恢复正常或近乎正常的解剖关系，重建骨的支架作用。

（2）固定：将骨折维持复位后，使其在良好对位情况下达到牢固愈合。

（3）功能锻炼：在复位和固定的基础上，尽快恢复患肢肌、肌腱、韧带、关节囊等活动。

10. X 线片上骨折还没对好，为什么医生说没问题呢？

有时骨折治疗后拍的 X 线片上，连非专业人士都能看出骨折没有完全对好，可是医生却说没问题。这是因为医学上一般有两种骨折复位标准，分别是解剖复位和功能复位。解剖复位是指矫正骨折端各种移位，恢复正常的解剖关系，对位（指两骨折端的接触面）和对线（两骨折端在纵轴上的关系）完全良好。功能复位是指经复位后，两骨折端虽未恢复至正常解剖关系，但骨折愈合后对肢体功能不会有明显影响。虽然解剖复位是骨折复位的最理想结果，但是如果为了达到解剖复位，反复多次复位，甚至扩大手术，反而会加重骨折局部的损伤，影响骨折的愈合。所以治疗后复查的 X 线片上并不要求骨折完全对好，只要达到功能复位的要求即可。

11. 骨折复位的一般标准是什么？

（1）骨折部的旋转移位，分离移位必须完全矫正。

（2）骨干骨折侧方移位经整复后，应对位至少达 1/3，干骺端骨折侧方移位整复后，应对位达 3/4。

（3）成人下肢骨折缩短移位不宜超过 1 厘米，儿童下肢短缩在 2 厘米以内。

（4）下肢骨折向前或向后成角小于 10°，侧方成角应完全纠正。

12. 骨折手法复位是怎么回事?

手法复位一般在局部麻醉或神经阻滞麻醉下进行，首先要对准方向，原则上将远侧骨折端对准近侧骨折端所指的方向，然后应用牵引等方法使骨折复位。在手法复位过程中不可用力过猛，以免伤及神经、血管。如复位不理想，不可多次反复手法复位，以免增加二次损伤，影响骨折愈合。

13. 骨折是怎么愈合的?

几乎所有的骨折患者都会问医生："医生，我的骨头断了，什么时候才能长得好啊?"这确实是一个让医生难以回答的问题，因为，骨折的愈合受到太多因素影响了。

骨折愈合是一个复杂而又连续的过程，从组织学和细胞学的变化，通常把它分为三个阶段。

第一阶段，血肿炎症机化期。骨折后，在骨折断端周围出血，形成血肿，血肿机化，形成纤维连接。一般而言，这一过程需要 2 周时间。因此，骨折后 2 周内，骨折很不稳定，容易移位，医生建议患者每周复查一次，就是这个道理。

第二阶段，原始骨痂形成期。就是在骨折周围形成新骨，医学术语称之为"骨痂"，此时，在 X 线片上可以看到这些变化。这些骨痂又不断加强，当其足以抵抗肌肉收缩及剪力和旋转时则骨折达到临床愈合。成年人一般需要 12~24 周。当骨折达到临床愈合后，医生会建议患者拆除外固定，如石膏、夹板、外固定支具等，加强功能锻炼，恢复肢体功能。

第三阶段，骨痂改造塑形期。原始骨痂被改造，骨折部位的形态与强度基本恢复正常，时间为 1~2 年，所以骨折拆除内固定一般需要到术后 1~2 年。

14. 影响骨折愈合的因素有哪些?

一般来说，影响骨折愈合的因素大致有三个方面：全身因素、局部因素、治疗因素。

（1）全身因素

1）年龄：不同年龄骨折愈合时间差异很大，一般而言，年龄越小骨折愈合越快，年龄越大，骨折愈合越慢。

2）健康状态：体弱多病，特别是患有慢性消耗性疾病，如糖尿病、恶性肿瘤的患者，骨折愈合时间明显延长，甚至不愈合。

（2）局部因素：是指骨折局部的一些情况对骨折愈

合的影响。比如：

1）骨折类型：斜形骨折比横行骨折接触面大，愈合较快；粉碎性骨折比同一骨骼多段骨折愈合慢。

2）骨折部位的血液供应是影响骨折愈合的重要因素，因为有些部位解剖位置特殊，骨折后断端血液供应差，影响骨折愈合，最常见的有股骨颈骨折、腕舟骨骨折、胫骨下 1/3 骨折等；有些暴力导致的骨折，如开放性骨折，损伤了断端附近的肌肉、血管、骨膜，破坏了其血液供应，也会影响骨折愈合。

3）软组织嵌入断端阻碍了断端接触及复位，影响骨折愈合。

4）感染：感染可导致软组织坏死及骨髓炎，严重影响骨折愈合。

（3）治疗因素：治疗因素是指骨折治疗过程中对骨折愈合有影响的一些因素，其中有医生的原因，也有患者自身的原因。主要包括：

1）反复多次手法复位：损伤了软组织与骨膜，甚至骨骼，不利于骨折愈合。因此，手法复位要求尽量轻、巧，尽量一次性成功。

2）手术会损伤断端软组织，需剥离骨膜，对骨折愈合产生不利影响。因此，骨折手术必须要有严格的手术指征。随着科学技术的进步，手术正向微创化方向发展，为的是尽量减少对骨折部位血液供应的影响。

3）骨牵引过度，导致断端分离。在行骨牵引治疗过程中，必须定期行床旁 X 线透视检查，了解复位情况。

4）骨折固定不牢固，骨折仍受剪力和旋转力的影响，干扰骨痂生长，不利于骨折愈合。

5）各种原因导致骨缺损，如开放性骨折时外露于体外的碎片丢失，或手法复位时有些碎骨无法复位，分离太远导致断端骨缺损，都会影响骨折愈合。

6）有些患者急于求成，过早地松开外固定，或手术后过早进行不正确的功能锻炼，甚至开始负重工作，导致骨折移位，内固定断裂、松动，影响骨折愈合等。

15. 吸烟对骨折的影响有多大，你都知道吗？

（1）吸烟会影响骨折愈合。骨折时骨头断裂处附近的细胞可生成一种叫做骨胶原的纤维性物质。这种物质的作用是能弥合骨折的裂伤，促使骨折愈合。但是，吸烟者吸入体内的一氧化碳和尼古丁却能阻碍氧气进入骨折部位附近的细胞，从而减少了骨胶原的生成。

（2）吸烟会增加发生深静脉血栓的风险。吸烟导致血管收缩，血液黏稠度增高，血流减慢，血小板聚集，损害血管内皮，导致血管内局部栓子形成。

（3）吸烟会增加发生手术术后并发症的风险。吸烟会对各类外科手术术后结果造成严重的不良影响，如增加手术部位感染、骨愈合延迟、骨不连和假体松动及感染等并发症的发生率。

此外，吸烟可能导致手外伤和断指（趾）再植患者组织坏死和断指（趾）坏死，这是因为烟草中的尼古丁可使动脉痉挛，手指的血流阻力增加，还可使血小板凝聚，血液黏稠度增加，血流变慢，诱发再植肢体缺血、坏死。而且被动吸烟与主动吸烟对于患者同样有害。

16. 骨折愈合的标准是什么？

骨折愈合分为一期愈合和二期愈合。一期愈合是骨折断端直接愈合，X 线片上看不到骨痂；二期愈合是 X 线片上能看到骨痂生成。一期愈合是我们追求的目标，但临床上骨折愈合多为二期愈合。

骨折临床愈合标准：

（1）局部无压痛及纵行叩击痛；

（2）局部无异常活动；

（3）X 线片显示骨折处有连续性骨痂，骨折线已模糊；

（4）解除外固定后肢体能承受以下要求：上肢向前

平伸持重 1 kg 大于 1 分钟，下肢不扶拐在平地上行走 3 分钟不少于 30 步；

（5）观察 2 周骨折处不变形。

骨性愈合的标准是在满足临床愈合的前提下，拍摄 X 线片时，能够看到连续的骨小梁通过骨折线。

当骨折达到临床愈合标准，后续治疗主要是加强功能锻炼，恢复肢体功能；骨折达到骨性愈合表示可以从事正常的工作。

17. 外伤出血该怎么处理?

无论是刀割、摔伤引起的出血，还是车祸碰撞后的大面积出血，都需要尽快处理。一般成年人的血量占体重的 7%~8%，当失血超过血量的 15% 时，血压降低，会出现口渴、冒冷汗，甚至意识不清、休克等症状。因此，在创伤急救中，快速止血最为重要。

止血前应先识别出血的类型。动脉出血时，出血速度很快，呈喷射状，并且颜色鲜红；静脉出血时，出血速度较慢，呈暗红色；毛细血管出血时，血液慢慢渗出，呈鲜红色。此外，创伤后还存在"内出血"的情况，即皮肤完整而血管破裂或内脏出血。如怀疑内出血，应减少患者活动，尽快送医院救治。

（1）包扎止血法：对小的伤口出血，应用无菌棉垫或干净布类以绷带加压包扎。

（2）填塞止血法：将无菌的纱布、棉垫、急救包或干净布类填塞、压迫在伤口内，外用绷带、三角巾包扎，松紧度以达到止血为宜。

（3）加压包扎法：是外伤出血时最先考虑的方法，方法简单易行，身体各处伤口均可使用。

（4）指压动脉法：是用手指压住伤口近心端的动脉血管，从而阻断血流。指压动脉法适用于手部、足部等四肢部位，因此法影响组织的血液供应，所以只能短时间使用，不宜超过 10 分钟。常用方法包括：手指出血时，让患者将手高举过胸，捏紧手指根部两侧；足部出血时可按压足背动脉，小腿出血时可按压膝盖后方血管搏动处。

（5）屈肢加垫止血法：当前臂或小腿出血时，可在肘窝、腋窝内放纱布垫、棉花团或毛巾、衣服等物品，屈曲关节，用三角巾作"8"字形固定，使肢体固定于屈曲位，可控制关节远端血流。但骨折或关节脱位者不能使用此法。

（6）止血带止血法：多用于四肢较大的动脉出血，其他止血法不能止血时。使用时可先将患肢稍抬高，尽量促使静脉回流，然后快速用纱布衬垫，缚扎止血带，一般以距离伤口 10 厘米处为宜，然后再在其上用绷带环扎加固。止血带不应缠得太松或过紧，以血液不再流出为度。

18. 什么是止血带?

止血带是一种简单、实用的止血工具，目前广泛应用于创伤事件、战伤及日常生活损伤的紧急救治。不能及时有效控制出血是可救治性创伤患者死亡的主要原因，止血带的使用可以起到临时止血作用。临床上可供急救使用的止血带最常见的是充气式、卡带式、布条式以及旋压式。充气式止血带为院内急救和骨科手术时的标准止血带，其特点是压迫面积较广，压力均匀。通过在创伤肢体的近心侧部位施加足够的压力，以阻断动脉、静脉血流而达到止血目的。

19. 如何使用止血带呢?

选择止血带宽窄度时，掌握"宁宽勿窄"的原则，在止住血的前提下，尽量选择宽的止血带，止血带最佳宽度为 10~15 厘米。上肢外伤大出血应扎在上臂中上 1/3 处。下肢外伤大出血应扎在大腿靠近腹股沟处。使用止血带的部位应该有衬垫，否则会损伤皮肤。止血带可扎在衣服外面，把衣服当衬垫。松紧度应以出血停止、远端摸不到脉搏为合适，过松达不到止血目的，过紧会损伤组织。

20. 止血带应用的注意事项是什么？

（1）止血带的使用时间应严格控制，一般只有在直接压迫止血无效或情况紧急时才应用。院前及院内急救时，应尽可能缩短止血带使用时间，最长使用时间不应超过 2 小时，原则上每小时要放松 1 次，放松时间为 3~5 分钟，允许血液流通，否则将造成肢体缺血损伤。

（2）止血带应有明显标记，记录上止血带的时间，向护送者和患者本人交代放松止血带的时间。

（3）充分暴露止血带的使用部位，观察肢体末端血液循环情况。

（4）注意观察患者面色，有无躁动不安、出汗、疼痛等不适，以及脉搏、血压的动态变化。

（5）缚扎止血带的患者应尽快向医院转运，以得到彻底治疗。在搬运或转送途中应经常注意止血带有无松脱。

21. 骨折创伤的急救目的是什么?

急救的目的:抢救生命,保护患肢,避免或减轻二次伤害,安全快速转运至医院,以便获得妥善及时的救护治疗。

22. 骨折创伤的急救原则是什么?

创伤急救要遵循先复苏后固定,先止血后包扎,先重伤后轻伤,先救治后转运,急救与呼救并重的原则,其目的是更好地救助患者,抢救患者的生命。

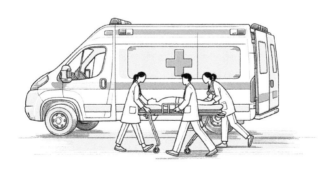

创伤急救的四大基本步骤——止血、包扎、固定、转运。

止血:控制活动出血,利于抗休克。

包扎：保护创面，保护器官。

固定：维持骨关节的相对稳定，防止出血及再损伤。

转运：争取时间给予初期的生命支持，为后续的救治提供有利条件。

23. 发生骨折了，如何进行临时固定？

临时固定的目的：维持骨关节的相对稳定，防止出血及再损伤。

（1）在处理骨折时，要注意全身情况的处理。

（2）骨折未经固定，原则上不应随意搬动患者或移动伤肢，若患肢肿胀严重可用剪刀将衣袖和裤脚剪开，以减轻压迫。

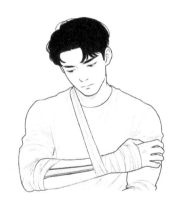

（3）在无任何可利用的材料的情况下，上肢骨折时将患肢固定于胸部，下肢骨折时将患肢与对侧健肢捆绑固定。对闭合性骨折者，急救时不必脱去衣裤和鞋袜，避免过多地搬动患肢，增加疼痛。

（4）对暴露的骨折端，不要随意尝试将其送回伤口内，以免把细菌带入伤口，也不要在伤口上随意用药。

(5)固定时应露出指(趾)端,便于检查末梢血运。

24. 创伤急救包扎的方法有哪些?

包扎的主要目的在于压迫止血,保护伤口。常用材料是绷带和三角巾,在紧急情况下,可用布块或衣物代替。必须注意包扎松紧度。因受伤肢体不断肿胀,因此,每隔 30 分钟就应检查循环情况。血液循环不好时,局部皮肤会发白或发紫,并伴有局部刺痛或麻痹。

人字形包扎法更适用于肘部、膝部、足跟部等关节处伤口的止血包扎。加压止血后,将肘关节、膝关节做 90 度弯曲,绷带放在肘部、膝关节中央,先绕一圈固定敷料,再由内向外做人字形缠绕,每一圈遮盖前一圈的 2/3,缠完 3 个"人"字后,最后缠绕一圈做固定。

25. 外伤后如何包扎更有效?

包扎是各种外伤中最常用、最基本的急救技术之一。包扎得当,有压迫止血、保护伤口、防止感染、固定骨折和减少疼痛等作用。常用的包扎材料有绷带、三角巾及其他临时代用品(如干净的手帕、毛巾、衣物、腰带、领带等)。绷带包扎一般用于支持受伤的肢体和关节，固定敷料或夹板和加压止血等。三角巾包扎主要用于包扎、悬吊受伤肢体，固定敷料，固定骨折、脱位等。

（1）绷带包扎：绷带做环形重叠缠绕，用在胸部、腹部、手腕等粗细大致相等的部位。下面介绍 3 种常用的绷带包扎法。

1）螺旋包扎法：用绷带包扎时，应从远端向近端，绷带头必须压住，即在原处环绕数周，以后每缠一周要盖住前一周 1/3~1/2，多用于肢体和躯干等处。

2）环形包扎法：在肢体某一部位环绕数周，每一周重叠盖住前一周。常用于手、腕、足、颈、额等处以及在包扎的开始和末端固定时用。

3）8 字形包扎法：本法是一圈向上、一圈向下地包扎，每周在正面和前一周相交，并压盖前一周的 1/2。多用于肘、膝、踝、肩、髋等关节处。

（2）三角巾（边长 1 米的直角三角布块）包扎是广泛用于较大创面的一种包扎方法。三角巾包扎要做到：边要固定、角要拉紧、中心伸展，否则会影响包扎质量。

1）头部包扎：将三角巾的底边折叠两层约二指宽，放于前额眉以上，顶角拉向后颅部，三角巾的两底角经两耳上方，拉向枕后，先作一个半结，压紧顶角，将顶角塞进结里，然后再将左右底角拉到前额打结。

2）面部包扎：在三角巾顶处打一结，套于下颌部，底边拉向枕部，上提两底角，拉紧并交叉压住底边，再绕至前额打结。包完后在眼、口、鼻处剪开小孔。

3）胸背部包扎：取燕尾巾两条，底角打结相连，将连接置于一侧腋下的季肋部，另外两个燕尾底边角围绕胸背部在对侧打结，然后将胸背燕尾的左右两角分别拉向两肩部打结。

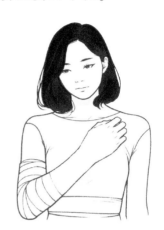

4）膝关节包扎：三角巾顶角向上盖在膝关节上，底边反折向后拉，左右交叉后再向前拉到关节上方，压住顶角结。

5）手、足包扎：手（足）心向下放在三角巾上，手指（足趾）指向三角巾顶角，两底角拉向手（足）背，左右交叉压住顶角绕手腕（踝部）打结。

三角巾主要用来止血包扎、固定骨折、抬高伤肢。自制三角巾时可将一块边长为1米左右的正方形纯棉布料对角剪开，成为两块三角巾。紧急情况下，可用围巾、皮带等长条状物品临时替代。

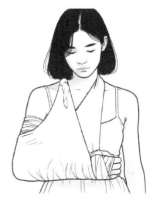

三角巾的常用方法是"大手挂"，步骤如下：

1）托起受伤前臂，手及手腕高于肘部，成80度角。

2）将三角巾全幅张开置于前臂和胸部之间，带尖伸展至肘部。

3）将上面的带尾从未受伤的肩部绕过颈后，将下面的带尾向上覆盖手和前臂，在锁骨上凹处打结。为减少摩擦，最好在打结处垫上软垫、毛巾等。

26. 创伤急救中常用的固定方法有哪些？

骨折在意外事故中相当常见，一般分为闭合性和开放性骨折两种。发生闭合性骨折时，骨折部位皮肤完好，受伤部位可能出现大面积淤青和肿胀；如果出现皮肤因骨折而破裂、伤口深入骨骼处或骨骼外露时，则是开放性骨折。

四肢骨折最为常见，处理方法是：用双手稳定及承托受伤部位，限制活动；如上肢受伤，应用绷带把伤肢固定于躯干；下肢受伤，可将伤肢固定于健肢，也可用绷带、夹板包扎固定；包扎后需要立刻检查伤肢末端的感觉、活动能力和血液循环。对于开放性骨折，不宜用水冲洗伤口，也无须用药；已裸露在外的骨折断端不要试图复位，应在伤口上覆盖纱布，适度包扎，等急救人员到现场后处理。

如果受伤后昏迷，应怀疑颅脑外伤，患者除了伴有呕吐、抽搐外，还可能并发耳鼻处流血或血性液体(脑脊液)。颅脑外伤时，最重要的是保持头部稳定，可将头部稍微垫高，让患者安静平躺。如果患者一侧耳朵有液体流出，应把头侧向对侧，切勿填塞外耳道。

颈椎脱位或骨折者颈部疼痛，头部及四肢不能活动，张口困难。检查时，不可让患者翻身，不能左右旋转头部，不要扶起患者饮水或喂食，否则可能造成进一步损伤。急救时应用颈托固定颈部，也可就地取材，将衣物等揉成两个团，填塞在患者头颈两侧，使头颈部不能随便转动。特别注意的是，颈椎骨折处理不慎会有致命危险，如非不得已，千万别搬移患者，等急救人员到现场后再进行处理。

肋骨骨折可能是单根或多根肋骨骨折，可使用肋骨带进行固定。单根肋骨骨折时症状较轻，患者仅感觉胸痛，随呼吸而加重；多根肋骨骨折时，可出现呼吸困难，常见反常呼吸，即吸气时胸部反而塌陷。此时，患者应缓慢、轻柔呼吸，减少呼吸时的胸部运动，以起到减轻疼痛的作用。

27. 突发外伤，外固定时要注意什么吗？

（1）要注意伤口和全身状况：如伤口出血，应先止血，再包扎固定。如有休克或呼吸、心搏骤停者应立即进行抢救。

（2）对于大腿、小腿、脊椎骨折的患者，一般应就地固定，不要随便移动患者，不要盲目复位，以免加重损伤程度。

（3）固定骨折所用的夹板的长度与宽度要与骨折肢体相称，其长度一般以超过骨折上下两个关节为宜。

（4）固定用的夹板不应直接接触皮肤。在固定时可用纱布、三角巾垫、毛巾、衣物等软材料垫在夹板和肢体之间，特别是夹板两端、关节骨头突起部位和间隙部位，可适当加厚垫，以免引起皮肤磨损或局部组织压迫坏死。

（5）固定、捆绑的松紧度要适宜，过松达不到固定的目的，过紧影响血液循环，导致肢体坏死。固定四肢时，要将指（趾）端露出，以便随时观察肢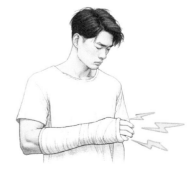

体血液循环情况。如发现指 (趾) 苍白、发冷、麻木、疼痛、肿胀、甲床青紫时，说明固定、捆绑过紧，血液循环不畅，应立即松开，重新包扎固定。

（6）四肢骨折固定时，应先捆绑骨折断处的上端，后捆绑骨折端处的下端。如捆绑次序颠倒，则会导致再度错位。上肢固定时，肢体要屈着绑 (屈肘状)；下肢固定时，肢体要伸直绑。

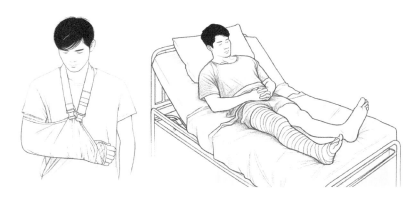

28. 创伤急救中怎样安全搬运患者？

搬运是创伤急救的最后一个环节，目的在于帮助患者脱离危险地带，减少痛苦和二次伤害。应特别注意的是，要根据伤情选择适当的搬运方法和工具。

（1）搬运患者五大注意事项：

①先急救，后搬动；

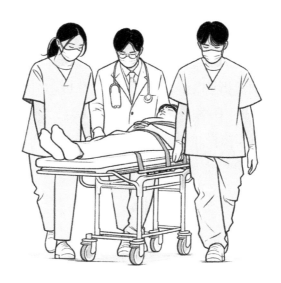

②不摇动患者身体；

③随时观察呼吸、体温、出血、面色变化等情况，注意保暖；

④人员、物品未准备完善时，切忌随意搬动；

⑤运送患者最好乘坐救护车，途中必须保持平稳，不能颠簸。

（2）紧急情况下常用徒手搬运法：

①单人搬运适用于伤势较轻的患者，背、抱或扶持；

②伤势较重的情况下，至少要两个人搬运。双人搬运时，一人托臀部及双下肢，一人托肩部及腰部；

③三人搬运适用于疑有肋骨、腰椎骨折的患者，一

人托肩胛，一人托腰和臀，一人托双下肢，三人同时把患者轻轻抬放到硬板担架上；

④多人搬运适用于颈椎、脊椎受伤的患者，搬运原则是使患者身体保持一条直线，患者如躺在地上，应有专人跪在患者头前，双手扶住患者下颌，缓慢直线牵引，保持头颈部处于中立位。

迅速安全地搬运是患者进一步治疗的有力保障。

29. 转运骨折患者时要注意什么呢？

转运过程中要注意保持患者脊柱及肢体在一条轴线上，防止损伤加重。搬运脊柱骨折患者时，特别要注意防止一人抬肩，一人抱腿的错误方法。提倡四人搬运法，平稳将患者抬起，放到木板上。患者经初步处理，妥善固定后，应尽快地转运至就近的医院进行治疗。转运途中要注意动作轻稳，防止震动和触碰伤肢，减轻患者的疼痛。

30. 各种常见外伤如何应急处理？

在日常工作生活中，常见的外伤有：擦伤、撕裂伤、挫伤、肌肉拉伤、关节韧带扭伤、骨折及关节脱位等，每种外伤的处理都不相同：

（1）擦伤

症状：皮肤受摩擦致伤，受伤后皮肤出血或组织液渗出。

处理：小面积擦伤，用络合碘涂抹伤口即可；大面积擦伤，先用生理盐水或干净水清洗伤口，再涂络合碘，一般不建议包扎，采用暴露疗法。

（2）撕裂伤

症状：在剧烈运动时，突然受到强烈的撞击或锐器外伤时，造成肌肉撕裂，其中包括开放性伤口和闭合性伤口。常见有头皮撕裂、跟腱撕裂等。

处理：轻度开放伤，用络合碘涂抹即可；伤口大时，则需用干净纱布包扎止血，送医院清创缝合伤口，如肌腱断裂则需手术治疗。

（3）挫伤

症状：挫伤为因各种撞击导致身体局部受到钝器打击而引起的组织损伤。单纯挫伤会在损伤处出现红肿，皮下出血，并有疼痛；内脏器官受伤时，可能会出现头晕，脸色苍白，出虚汗，四肢发凉等现象，严重者甚至出现休克。

处理：轻度挫伤不需特殊处理。在 72 小时内冷敷或加压包扎，抬高患肢或外喷药物；72 小时后，可热敷或理疗。重度挫伤合并内脏损伤时，需及时送至医院行手术治疗。

（4）肌肉拉伤

症状：通常在外力直接或间接作用下，使肌肉过度主动收缩或被动拉长时可引起肌肉拉伤。损伤后伤处肿胀、有压痛并肌肉痉挛，触诊时可摸到硬块。

处理：轻者在 72 小时内冷敷或加压包扎，抬高患肢，72 小时后可施行按摩或理疗。如果肌肉大部分或完全断裂，则在加压包扎后，固定患肢，立即送医院行进一步处理。

（5）关节、韧带扭伤

症状：受外力的影响，因地面高低不平或运动时身体落地、重心不稳，向一侧倾斜而导致受伤。受伤后局部活动受限，有明显肿胀及疼痛等。

处理：伤后立即制动，抬高患肢，冷敷，加压包扎并固定，使毛细血管收缩，防止肿胀。72 小时后可拆除包扎，采用热敷、理疗，促进肿胀减轻或消除。重度扭伤如韧带断裂、关节脱位时，应立即送医院行进一步处理。

（6）骨折及关节脱位

症状：骨折一般有肢体畸形和骨擦感，关节脱位后常出现肢体畸形和弹性固定，均出现局部疼痛和肿胀，失去正常运动功能。

处理：用合适的夹板固定受伤的肢体。对有伤口或开放性骨折的出血患者，首先应采取适当的方法止血并包扎伤口，再固定骨折，立即送医院行进一步处理。

31. 常见意外伤害有哪些?

意外伤害是指突然发生的各种事件或事故对人体所造成的损伤，包括各种物理、化学和生物因素引起的损伤。其中以跌落伤、烧烫伤、交通伤、锐器伤、碰击伤、挤压伤、砸伤、爆炸伤、动物伤害等最为常见。意外伤害一旦发生，如当事者具有救护或自救的知识，能沉着、冷静、迅速地采取急救措施，就可争取时间，很大程度上减少事故造成的损失，减少伤残和死亡。

32. 如何紧急处理软组织损伤?

软组织损伤包括擦伤、挫伤、血肿、裂伤、软组织异物伤等。常发生于跌落伤、锐器伤、碰击伤、交通伤等。

擦伤是皮肤表层或更浅层组织因摩擦或刮擦而受损的情况。擦伤的特点是皮肤表面出现红色或紫色的痕迹，可能伴有轻微出血或渗液。虽然擦伤通常不深，但往往受伤处会黏附异物，可以用清洁的水或生理盐水清洗去除异物，外涂络合碘或抗生素药膏。

挫伤一般是由于外力撞击导致皮下组织受伤，小血管破裂，导致血液积聚在组织中形成紫红色或蓝黑色的痕迹。挫伤常发生在身体任何部位，特别是在受到直接撞击的区域。除了皮肤变色外，挫伤还可能引起疼痛、肿胀。随着时间的推移，挫伤会随着血液被身体吸收而逐渐改变颜色，从紫红色变为黄绿色，最终恢复正常。轻度损伤不需特殊处理。在 72 小时内冷敷或加压包扎，抬高患肢或外喷药物；72 小时后，可热敷或理疗。

血肿是由于外力作用（如撞击、跌落或者外伤）导致血管破裂，血液从破裂的血管中漏到周围组织中形成的局部积血。血肿常发生在皮下、筋膜下、肌肉、骨膜下、脏器内，俗称"青包"。头面部因血管丰富，是血肿发生的常见部位。血肿的症状和严重程度与创伤程度、出血量、伤及部位有关，早期血肿千万不要用手揉和热敷，以免加重血管损伤。因刚发生血肿时，难以判断出血的严重程度及进展情况，建议及时到医院就诊。

裂伤是皮肤及皮下组织裂开的创伤，常发生在跌伤、锐器伤和局部挤压伤等。发生裂伤后可以用清洁敷料压迫止血，立即到医院清创缝合处理。

软组织异物伤多由金属异物（铁钉、缝衣针等）、玻璃、竹木刺等引起。因异物进入人体会随着肌肉运动而移动，加上有发生感染的可能，建议及时到医院处理。

33. 发生烧烫伤，该如何处理?

烧烫伤是生活中常见的意外伤害，由火焰、沸水、热油、电流、热蒸汽、辐射、化学物质等引起。这些情况都可能带来永久性伤害，或皮肤上留下瘢痕。因此，发生烧烫伤后第一时间的紧急处理非常重要:

(1)迅速脱离热源是最初且最重要的步骤之一。这一步骤的目的是立即停止皮肤的热损伤过程，防止烧伤加深。如果患者衣物被热液体浸湿，应立即脱去受污染的衣物。如果衣物着火，应让患者立即脱去衣物，或躺在地上滚动，或用厚重的布料(如毯子、大衣)覆盖并压制火焰，直到火焰熄灭。

(2)立即用冷水(10℃~20℃)冲洗受伤部位，尽可能较长时间冲洗(即15~30分钟)，可以帮助降低受伤部位的温度，缓解疼痛，减轻烧伤程度，冲洗创面上的污物和微生物，减少感染概率。不建议冰敷伤口，这有可能会影响创面愈合。

(3)迅速脱下或剪开伤处衣物，不可强行剥除。

(4)如果烧烫伤部位没有液体渗出，冷水冲洗后可以用纱布或者洁净的毛巾覆盖。

(5)如果烧烫伤处有液体渗出，用清洁敷料(纱布、毛巾等)覆盖，以保护创面，防止感染，并尽快就医。

（6）禁止在受伤部位涂抹有颜色的膏剂或药物如龙胆紫、油膏、酱油、牙膏等，以免妨碍创面深度的判断。

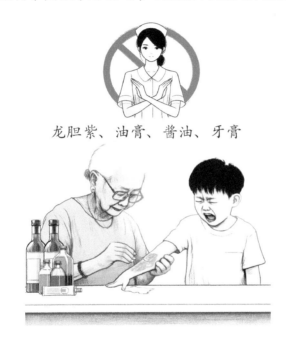

龙胆紫、油膏、酱油、牙膏

对于任何比表皮烧伤更严重的情况，或者红肿和疼痛持续超过数小时等，应该及时就医。所有的电击伤和手部、口腔、生殖器部位的烧烫伤必须马上进行医疗处理。引起烧伤的化学物品也可能被皮肤吸收，引起其他一些症状，在冲洗掉化学物品后，应及时就医。

34. 儿童发生轮辐伤，该如何处理？

轮辐伤是摩托车、自行车等交通工具造成的一种特殊损伤，是足跟部被卡压于车轮和车框架之间，被轮辐反复碾压所致，多发生于儿童。轻者导致孩子脚踝部擦伤出现皮肤擦破、疼痛、局部水肿，严重者导致跟腱甚至骨骼损伤。由于车轮油污、尘土等污染，导致轮辐伤伤口表面有杂物，感染风险大，一旦发生，请立刻前往医院就诊。预防轮辐伤的简单有效措施是在车上安装塑料挡板。

35. 意外被动物咬伤，该如何处理？

第一时间检查伤口，如皮肤划伤或稍有出血，立即用肥皂水在流动清水下反复冲洗伤口约 15 分钟，然后用生理盐水将伤口洗净，再局部以络合碘消毒，尽早送医院清创处理。若出现伤口流血不止，可用干净毛巾或纱布包扎后立刻到医院就诊。

狂犬病是由狂犬病毒引起的一种人兽共患的急性传染病。通过暴露于含病毒的唾液或者其他物质而感染，疾病可以从动物传播给动物，或者从动物传播给人类。

几乎所有的温血动物都可以感染狂犬病毒。在亚洲和非洲，狗是主要的传染源，猫也可以传染狂犬病。目前这种病属于可防不可治的疾病。一旦发病，无特殊治疗方法，病死率几乎为100%，严重威胁着动物致伤人员的生命安全和社会安定。因此，致伤动物如犬、猫、野生食肉哺乳动物以及蝙蝠等，传播狂犬病的风险较高，如存在咬伤、抓伤或黏膜接触，都要接种狂犬疫苗和使用被动免疫制剂。

36. 儿童发生桡骨小头半脱位该如何处理？

桡骨小头半脱位又称"牵拉肘"，是儿童常见的一种损伤。患儿往往是因为突然纵向牵拉（手臂被突然上提），少数为肘关节处于内旋时被挤压造成脱位。孩子会出现哭闹、不愿使用患肢，特别是不愿抬手取物，手长时间处于下垂位。个别孩子手部肿胀，或出现远处腕关节疼痛。普通 X 线片无骨折等改变。桡骨小头半脱位的治疗方法通常为手法复位，一般情况下复位简单、快捷，且不需麻醉，复位后患儿立马停止哭闹，并能正常使用患侧上肢及抓取物品。复位后不需外固定，但为了预防桡骨小头半脱位的发生，应避免以牵拉手臂的方式把孩子拉起来，尤其是在孩子跌倒或摔坐时。同时，教育照顾孩子的人了解这种伤害和如何避免。

37. 儿童发生肱骨髁上骨折该如何处理?

肱骨髁上骨折是儿童最常见的骨折,多见于5~8岁的儿童。往往在儿童跌倒时前臂撑地所引起。伤后非专业人士不要尝试移动或复位骨折,错误的处理可能会加重伤害。无明显移位或轻度移位的儿童,可使用手法复位,使用支具外固定或手法复位后外固定,不影响手指的活动,待骨折愈合后拆除支具。对手法复位失败、骨折移位明显的儿童,或合并神经、血管损伤者,则需要进行手术治疗。

38. 发生离断伤时,如何保存断肢(指)?

肢体(指)被断离后,虽失去血液供应,但短期内尚有生机,而时间一长,断肢(指)则将失去活性。因此若能掌握正确保存断肢(指)的方法,则可为手术再植成活创造条件。一般来说,断指应冷藏保存,降低其新陈代谢率,维持活性。因此迅速冷藏低温保存断肢(指)尤为重要。将断肢(指)用无菌敷料或相对干净的布巾等代用品包裹,外面用塑料袋密封。密封后置于合适的容器,周围放上冰块,和患者一同转送至附近有再植条件的医院。一定要避免把断肢(指)放在任何液体里浸泡,千万不可把断肢(指)浸入酒精、消毒水、盐水、冰水等液体中转运,以免影响再植的成活率。断肢(指)如被污物污染,只可用生理盐水冲洗。

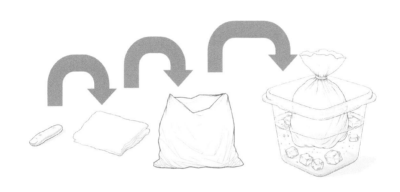

39. 发生离断伤时,如何进行急救?

(1)首先注意患者有无休克,有无其他合并伤,如有休克或其他危及生命的合并伤,应迅速抢救。

(2)断面如有活动性出血,应用清洁敷料加压包扎止血。最好不用止血带,必须应用止血带时,则应每半小时放松一次,防止压迫时间过长加重损伤。

(3)不完全离断的肢体,应予固定然后转送,避免转送时损伤。

（4）完全离断的肢体，应使用无菌敷料或清洁的布料、毛巾等包裹，低温保存，尽快送医院。在转送过程中，与收治医院取得联系，以便做好必要的术前准备。

40. 什么是皮瓣移植？

皮瓣是带有自身血液供应，包含皮肤组织的活的组织块，是外科组织瓣的一种。

皮瓣移植是指将某一部位一块带有血供的皮肤及皮下组织的皮瓣移植到另一个部位，达到消灭创面，整复畸形的目的，多应用于疾病或外伤导致的皮肤缺损。

41. 哪些情况需要实施皮瓣移植术？

（1）四肢创伤中，有皮肤软组织缺损伴骨、关节或神经、肌腱等重要组织外露的创面，尤其在手足部软组织覆盖少的部位。部分因感染等致内固定外露，需要皮瓣移植技术修复创面。

（2）器官再造：如鼻、耳、手指等的再造。

（3）缺损的修复：如面颊部洞穿性缺损。

（4）增强局部血运：改善营养状态如放射性溃疡、压力性损伤、不稳定瘢痕紧贴骨面或合并溃疡的瘢痕，皮片移植无法解决此类问题，因局部营养缺乏，伤口很难愈合，须通过移植皮瓣改善局部营养状态。

42. 外伤后都需要注射破伤风抗毒素吗？

不一定。这与是否注射过破伤风疫苗、年龄以及伤口类型有关，不能一概而论。

破伤风疫苗，现在的孩子都有做预防接种，是出生第 3、4、5 个月各注射一针，第 18 个月注射第四针，最后一针注射之后能起效 5 年，所以 6~7 岁按时注射了破伤风疫苗的小孩受伤，不管伤口怎么样，都是不用注射的；如果在 6 岁时又注射了加强的第五针，那么在 11 岁前受伤都是不用注射破伤风抗毒素的。

深度伤口：深切的伤口，特别是当伤口深入皮下组织时，此时为破伤风杆菌提供了一个低氧环境，有利于其生长和产生毒素，需要注射破伤风抗毒素。

对于超过破伤风疫苗有效期或对于破伤风疫苗接种历史不明确的患者，在出现以下类型伤口的情况下，应考虑使用破伤风抗毒素：①污染伤口：如果伤口被土壤、尘土、粪便或其他可能含有破伤风杆菌的物质污染，则风险增加。②穿刺伤：如钉子、刀片或其他尖锐物体造成的穿刺伤，因为这类伤口较深，容易忽视其清洁和消毒。③复杂伤口：包括裂伤、咬伤、烧伤、冻伤等，这些伤口由于损伤严重，治疗和清理困难，易于感染。

43. 破伤风抗毒素皮试过敏怎么处理？是不是就不能打了？

破伤风抗毒素皮试过敏，大多是指马血清来源的破伤风抗毒素或免疫球蛋白过敏。使用这类抗毒素之前都要做皮试，如果过敏的话，可以采用小剂量多次注射的脱敏注射法。但脱敏注射也存在风险，特别是对于存在过敏史及过敏体质的患者，凡本人及其直系亲属曾有支气管哮喘、湿疹等疾病史的，一定要在严密的监护下进行，一旦出现过敏性休克等严重过敏反应要及时抢救。

人破伤风免疫球蛋白（HIG）过敏反应很少，使用前一般不需要做皮试。目前 HIG 应用已比较普及。因此，如果需要注射"破伤风针"，首选注射 HIG，其次才选择马血清来源的破伤风抗毒素。

44. 怎样预防运动造成的伤害呢?

首先，锻炼前应做好充分的准备活动。在突发的动作下，如肌肉不能及时进行收缩，辅助关节的功能，这时候更强大的暴力就会作用在韧带或其他结构上，更容易造成关节损伤，所以预防运动损伤，运动前应做好充分的准备。准备活动不但能使基础体温升高，肌肉深部的血液循环增加，肌肉的应激性提高和关节柔韧性增强等，也能减少锻炼前的紧张感和压力，这在很大程度上可以预防损伤的发生。

其次，锻炼后应做好放松活动。放松活动是指通过放松的方法使体温、心率、呼吸及肌肉的应激反应恢复到锻炼前的正常水平。从预防损伤的角度来看，这同锻炼前的准备活动一样重要。根据不同的运动项目进行针对性的放松，可以防止锻炼后出现肌肉酸痛，有助于减缓精神压力。

第三，注意选择适合自己的运动方式和运动强度。我们要清楚运动的目的是什么，要选择能坚持下来的运动，如果坚持不下来，那么就不可能得到很好的健身效果。选择一种可以长期坚持下来的运动，运动强度循序渐进，并逐渐形成习惯，才可以得到最佳的健身效果。

第四，选择合适的运动鞋。运动时千万不要穿鞋底很滑的鞋，应选择舒适又透气的运动鞋。不要忘记及时清洗和更换运动鞋，这样除了可以维持健身场所的清洁，还能降低意外摔伤的风险。

最后，在运动时注意选择安全的场所，合格的器材，加强自我保护。除了认真做好准备活动和放松活动外，也应了解一些基本的处理锻炼后肌肉酸痛、关节不适的方法。肌肉酸痛的早期可做温水浴、物理疗法或自我按摩。如果疼痛继续或者加重，应去医院进行诊断治疗。同时在锻炼过程中应密切注意自己的身体反应，及早发现运动损伤的早期症状，以便早发现、早治疗、早康复。

45. 踝关节扭伤了，该如何处理呢?

踝关节扭伤一般是指踝关节周围韧带及软组织的拉伤或撕裂，通常发生在脚踝突然扭转或不正常移动时。这是一种非常常见的运动伤害，尤其是在那些需要大量跑动、跳跃或方向改变的运动中。严重者可伴有骨折。有资料显示，它占所有运动创伤的 20%~40%。

对于轻度扭伤，可佩戴护踝，休息、减少行走即可。但是对于中重度的扭伤，建议采取更多的保护、治疗措施，严格按照"PRICE"原则处理:

保护（Protect）：保护受伤部位以避免进一步的伤害，可能包括使用护具或支撑器。用踝关节支具或者石膏进行包扎固定。如踝关节存在明显肿胀、畸形，有开放性创面、出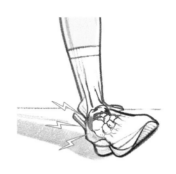血等异常情况，应立即到附近医院就诊。如无须紧急医疗救治，则可自行采取后续处理措施。

休息（Rest）：避免任何加重受伤的活动，给予受伤部位充分的休息。

冰敷（Ice）：一般在急性受伤的 24~48 小时内进行，越早越好，每隔 2~3 小时进行一次，如果肿胀、疼痛、发热明显，可每隔 1~2 小时冰敷一次。每次冰敷时长控制在 15~20 分钟。

加压包扎（Compression）：通过弹力绷带包扎实现伤处的制动，能很好地起到压迫止血、减轻肿胀的作用。需要根据肿胀的变化及时调整。

抬高患肢（Elevation）：将伤侧下肢抬高，平卧时稍高于心脏水平即可。以减少流向损伤部位的血液，从而减少软组织内出血和损伤部位的组织液渗出，有利于减轻踝关节肿胀，促进康复。

药物治疗：现有证据仅推荐服用非甾体抗炎药，控制疼痛和炎症反应。少数损伤严重的患者，通过几个月系统的非手术治疗失败后，需进行手术治疗。

46. 怎么预防踝关节扭伤呢？

（1）平时注意进行踝关节周围肌肉力量和本体感觉的训练。

（2）运动前进行充分的准备活动，适当减少运动量。

（3）运动前选择鞋底柔软的高帮鞋、弹力绷带或合适的护具。

（4）对于有习惯性踝关节扭伤史的人，在确认踝关节功能完全恢复前尽量避免剧烈运动。

47. 如何判断踝关节扭伤程度？

急性扭伤的患者多表现为疼痛、皮下淤血；严重的可有滑膜或软骨损伤，表现为踝关节周围的肿胀和压痛，踝关节活动受限。韧带撕裂或骨折发生时，踝关节损伤侧或骨折端疼痛、肿胀更为明显。反复多次损伤的患者，关节囊往往松弛，易继发软骨损伤、滑膜炎、骨赘和其他关节面的损伤，出现慢性损伤侧或关节内广泛的疼痛、压痛、肿胀，穿高跟鞋或在不平整的道路上行走时，有不安全感和腿打软的表现。

踝关节扭伤后，患者常需拍摄 X 线片，以排除骨折、发现增生的骨赘。MRI（磁共振）能清楚地显示软骨、韧带和滑膜的损伤，结合病史和体检，医生就能作出正确的诊断，并予以相应的治疗，以消除致痛因素，增强关节稳定性，缓解症状。

通常根据踝关节损伤的轻重程度分为 3 级：Ⅰ级（轻度）指关节韧带轻度伸展，无肉眼可见的断裂或关节不稳定。Ⅱ级（中度）是韧带部分断裂伴中度疼痛和肿胀，有功能受限和轻中度不稳定。通常情况下，患者表现出负重障碍。Ⅲ级（重度）是指韧带完全断裂伴明显疼痛、肿胀和血肿，有明显的功能受损和不稳定。此外，踝关节扭伤还可以合并踝关节骨折、软骨损伤、肌腱损伤等。

48. 肩痛都是肩周炎吗，肩袖损伤是个什么病？

肩痛十分常见，许多人往往认为自己肩痛是因为患上了肩周炎。然而，在导致肩痛的原因中，肩周炎只占 15%~20%。导致肩痛的头号杀手是肩袖损伤，临床诊断的肩痛有 60% 以上是肩袖损伤引起的。

肩袖即像袖子一样包绕肩关节的肌肉群，包括冈上肌、冈下肌、小圆肌和肩胛下肌，它们都从肩胛骨发出，跨过肩关节止于肱骨大结节，共同作用来稳定肩关节，同时又将不同肌肉的牵拉作用传递到肱骨从而使得上臂具有很高的灵活度。然而，稳定与灵活通常是一对相悖的概念，很难获得和谐的统一，肩袖也就成为了一组非常容易受到损伤的肌腱组织。

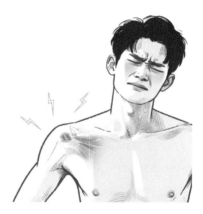

　　肩袖损伤常见症状为肩关节疼痛、无力和活动障碍，早期主要是疼痛为主，疼痛通常发生在肩部，尤其是在进行过度使用后，而且会出现夜晚疼痛更剧烈。这种疼痛导致患者只能保持某一个姿势入睡，甚至入睡困难，严重影响生活质量。随着病情进展，还会出现活动受限，主要表现为肩关节无力，前臂不能主动地上抬，或者需要通过耸肩膀的方法才能完成梳头发、从高处拿东西的动作。

49. 肩袖损伤该如何预防？

（1）日常应注意肩部的保暖。老年人要少穿露肩背心，夏季在空调房休息时最好加一条保暖披肩。

（2）做好热身活动。预防肩袖损伤，重要的是预防运动损伤。在运动前要做好热身活动，即缓慢、有控制地做上臂旋转动作，这样可以帮助拉伸和锻炼肩袖肌肉，预防肩袖损伤。

（3）注意肩部反应。在运动中，要有意识地感受自己的肩部反应。一旦有疼痛或其他不适感觉，应停止运动，采取必要的保护措施并及时进行治疗。

（4）不要过度运动。运动尤其是在健身房的运动训练不要过度。例如，练完胸大肌和背阔肌后，就不宜再对肩部进行较大强度的训练。疲劳时运动更是禁忌。

50. 肩袖损伤该如何处理？

肩袖损伤的治疗方法取决于肩袖损伤的严重程度及损伤时间。一般包括保守治疗和手术治疗。

保守治疗：如果损伤程度较轻，撕裂面积不大，可以先尝试保守治疗，包括减少上举、减少非必要外展动作；口服消炎镇痛类药物、超声引导下局部封闭、冰敷、理疗康复等。

手术治疗：如果肩袖撕裂明显，往往需要尽早通过手术来修复损伤的肩袖组织。目前主要的方法是利用关节镜微创手术的方式，包括关节镜下肩袖修补术、肩峰成形术和肩峰下减压术等。

51. 肩关节脱位该怎么办？

肩关节脱位是指肱骨头相对于肩盂的位置发生异常移动，导致疼痛和功能受损的病理状态。肩关节是人体中最灵活的关节，能够在多个方向上移动，但这也使它成为最容易脱位的关节之一。肩关节脱位的症状通常很明显：患者会感到剧烈的疼痛，肩部可能会明显变形，移动受限，甚至伴有麻木感（如果神经受到影响）。治疗肩关节脱位的首要任务是复位，将肱骨头重新放回肩盂中。通常医生可通过手法复位成功将骨头移回原位，恢复肩关节的正常解剖结构。在某些情况下，可能需要使用 X 线或磁共振检查来确保复位正确无误，并检查是否有其他伴随损伤。复位后，患者的手臂通常会用三角巾或特制的支具固定一段时间，以帮助肩关节恢复和防止再次脱位。此外，医生可能会推荐物理治疗来增强肩部的肌肉力量，提高关节的稳定性和灵活性。对于反复发生脱位的患者，或者由于肌肉、韧带损伤造成肩关节稳定性差的情况，可能需要考虑手术治疗来修复损伤的组织，防止将来再次发生脱位。

52. 半月板是啥？

半月板是位于膝关节内重要的软骨结构，它是在胫股关节面之间的内侧和外侧的半月形状的软骨，其边缘部较厚，与关节囊紧密连接，中心部薄，呈游离状态。半月板是股骨和胫骨之间的软垫，它的存在能够使股骨与胫骨得到较好的吻合，稳定膝关节，减轻膝关节负荷，为关节提供营养。

半月板可随着膝关节运动而有一定的移动，伸膝时半月板向前移动，屈膝时向后移动。半月板属纤维软骨，其本身无血液供应，其营养主要来自关节滑液，只有与关节囊相连的边缘部分从滑膜得到一些血液供应。因此，除边缘部分损伤后可以自行修复外，半月板破裂后不能自行修复。

53. 半月板损伤后有什么表现?

（1）急性期：膝关节有明显疼痛、肿胀和积液，关节屈伸活动障碍。

（2）急性期过后：肿胀和积液可自行消退，但活动时关节仍有疼痛，尤以上下楼、上下坡、下蹲起立、跑、跳等动作时疼痛明显，严重者可有跛行或屈伸功能障碍，部分患者有"交锁"现象(膝关节做屈伸时突然卡住，活动不能)，或在膝关节屈伸时有弹响。

（3）后期症状：弹响、交锁、打软腿、股四头肌萎缩、关节不稳是半月板损伤的后期症状。

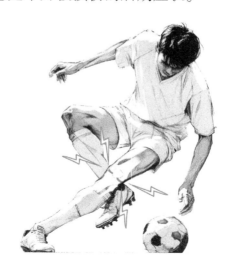

54. 膝关节半月板损伤该怎么办?

半月板损伤的治疗主要取决于损伤的类型、撕裂的大小和位置,是否合并其他损伤,还需综合考虑患者的年龄、健康状况、运动要求和其他合并疾病。

(1)保守治疗:如果患者的半月板损伤程度不大,膝关节没有反复出现交锁与弹响、肿胀与疼痛等情况,且患者年龄偏大,对自己的运动要求不高,或合并有较多其他疾病、身体状况欠佳时,可以选择保守治疗。保守治疗的措施主要有:早期佩戴膝关节支具并制动休息,扶拐患肢免负重活动;消肿止痛治疗;局部理疗。若关节积液较多,膝关节肿胀明显,可抽取关节积液。在专业的医生或康复师的指导下逐步进行膝关节康复治疗。定期复诊并复查 MRI。

(2)手术治疗:如果患者半月板损伤范围大、不稳定、反复出现交锁与弹响、肿胀与疼痛等症状,或合并关节软骨和韧带损伤,且患者年轻,身体状况好,对自己的运动要求较高时,则需要行关节镜微创手术治疗,通过手术缝合修复半月板或部分切除撕裂的半月板边缘。关节镜手术创伤小,恢复快。

55. 膝关节前交叉韧带是什么?

前交叉韧带作为连接人体主要承重关节——胫-股关节的主要韧带成员之一,具有维持胫-股关节前后向及旋转稳定性的功能,在屈膝半蹲、快速启动、急停急转等诸多复杂的高速动作中起着重要的作用。

56. 前交叉韧带损伤后有什么症状?

(1)"啪":多数人可在韧带撕裂的时候听到"啪"的一声。

(2)肿:由韧带及其他附带损伤引起膝关节积液肿胀。

(3)痛:由于膝关节内部疼痛造成患肢负重困难/无法负重。

(4)活动度受限:通常由半月板等附带伤造成关节交锁。

(5)运动水平下降:由于负责维持膝关节稳定性的重要结构受损,多数患者无法恢复到受伤前的运动水平,表现为突然发力时打软腿、关节不稳等。

57. 前交叉韧带损伤后该怎么处理?

如果发生了韧带损伤,刚受伤时实施冷敷并作加压包扎处理,可以减少关节积血和肿胀,急性期的表现就会明显减轻。如果关节已经发生了肿胀,一般需要 2~4 周才能慢慢地消肿。针对损伤,医生一般会建议采取保守治疗或手术治疗。

保守治疗:首先是要限制一些运动,比如对抗运动和变速运动。如果在受伤后做了这些运动,就会出现关节内结构的继发损伤;而例如匀速慢跑、游泳等运动给膝关节施加的负担较小,因此可以适量地进行这些运动,但是也要注意控制运动强度。另外,保守治疗还需要注意保持肌肉力量。对此,医生一般建议进行静力活动,比如直腿抬高、靠墙静蹲等抗阻练习。

手术治疗:经过严格的保守治疗,膝关节内其他结构也可能会发生继发性损伤,如果确诊了前交叉韧带断裂,一般来说,医生都会建议患者做手术,而不是等到继发结构损伤出现了再做手术,除非病情已经拖延过久,出现严重骨性关节炎等情况。手术的目的是生态重建,不仅要恢复韧带或关节原本的功能,而且还要让关节更加稳定,这样患者康复后才能进行体育运动或重体力活动，还能防止一些继发损伤。手术单纯缝合的效果并不好，因此必须做韧带重建，也就是用其他的组织来代替原有的韧带。重建手术治疗的优良率可达到95%以上。

58. 什么是"网球肘"？

"网球肘"的医学专业名称为"肱骨外上髁炎"。肱骨外上髁炎之所以被称为"网球肘"，是因为它在网球运动员和从事球拍运动的运动员中很常见。但它并不是网球运动员的专属，其他人都有可能受到此病痛的困扰，尤其是那些在日常生活及工作中过度使用或不当使用手指与手腕的人。

疼痛和无力是"网球肘"的主要症状。其最典型的表现就是肘关节外上方有一个明显压痛点，按压剧痛，相应前臂区域也有牵涉样疼痛。得了"网球肘"的人，用力抓握或提举物体时都会感到患部疼痛。患者在做伸腕动作时会感到前臂外侧疼痛。而且疼痛可由肘关节附近扩展至前臂中段。进行腕部活动时，比如拧毛巾、拧瓶盖、搬拿重物、转动门把手时感到无力，并且诱发疼痛。如果病程较长还会出现前臂肌肉的萎缩。

59. 得了"网球肘"该怎么办？

保守治疗：保守治疗对绝大多数患者有效。①休息：限制以用力握拳、伸腕为主要动作的腕关节活动是治疗和预防复发的关键。②冰敷：急性"网球肘"疼痛一般以休息和冰敷为主，冰敷肘外侧1周，1天4次，1次15～20分钟。毛巾包裹冰块，不要以冰块直接接触皮肤，以免冻伤。③热敷和按摩：慢性阶段可以采用热敷和按摩的方式来减轻肌肉紧张和促进血液循环。④药物治疗：口服非甾体抗炎药（如布洛芬等）。⑤使用护具：在前臂使用加压抗力护具，可以限制前臂肌肉产生的力量。⑥局部封闭：在肘关节特定部位注射药物可以消炎、止痛。注射部位、时间间隔、次数要求均较高，要由有经验的医师谨慎进行。

手术治疗：如果采取保守治疗6个月至1年，症状仍然严重，便需要考虑接受手术治疗。目前最常用的手术方法是把病变的组织切除，对伸肌肌腱附着处进行松解。

60. 什么是跟腱?

人体跟腱是小腿三头肌——即腓肠肌和比目鱼肌的肌腹下端移行的腱性结构,止于跟骨结节,长约15厘米,是人体最粗最大的肌腱之一。跟腱的主要功能是屈小腿和跖屈踝关节,是小腿肌肉力量传导至足部的最主要的解剖结构。对人体行走、站立和维持平衡有着重要的意义。

61. 哪些动作会导致跟腱断裂?

跟腱断裂可分为开放性断裂和闭合性断裂:

(1)开放性断裂:为锐器或钝器直接割伤或击打跟腱致其断裂。

(2)闭合性断裂:跟腱断裂常发生在高强度的竞技比赛中,如做快速起跳、急停和变向、踝关节强制背屈等动作时。当这些动作导致小腿肌肉突然强烈收缩,加上剧烈的关节活动,跟腱会受到超出其承受范围的负荷与长度变化,从而发生断裂。受伤时,患者通常会感觉小腿后方像被"敲击"或"踢中"一样,就像连接足跟和小腿肌肉的橡皮筋突然崩断。闭合性跟腱断裂的患者通常其跟腱本身存在退行性病变。

62. 该如何预防跟腱断裂？

跟腱闭合性断裂的高发年龄段是 30～50 岁，以男性多见，尤其是热爱网球、羽毛球、篮球、足球等高强度"急动急停"运动的中年男性。另外，普通人由于日常不良生活习惯造成的跟腱细微损伤，也可能在一次较大强度的活动中造成跟腱的断裂。

在日常生活中做好预防也很有必要：

（1）运动前后注意拉伸；

（2）锻炼需循序渐进；

（3）避免过度疲劳，如果运动疲劳或不适，建议适当休息，不要继续运动；

（4）慎选运动场地，避免在坚硬或光滑的地面长跑；

（5）选择舒适透气的着装，具有良好缓冲性能的鞋子。

63. 跟腱断裂后该怎么办？

保守治疗：轻度跟腱撕裂可通过打石膏、休息、静养等保守治疗方式达到愈合。

手术治疗：若跟腱完全断裂，通常需手术缝合撕裂的跟腱，恢复时间相对较长，短则半年，长则一年。而且手术缝合修复的肌腱力学强度为原来的 40% ~ 60%。跟腱手术分为传统开放手术和微创小切口修复。传统开放手术通常在小腿后部跟腱断裂处的附近切开，然后将撕裂的跟腱组织采用特殊缝合方法编织在一起。根据跟腱撕裂的程度，可能需要用自身肌腱翻转或者其他肌腱加强修复，尤其是在跟腱慢性损伤或者组织回缩严重的情况下。微创小切口修复与传统开放手术相比，可降低感染率且有美观的效果，但需要严格把握手术适应证。

64. 为什么爱打篮球的青少年会出现膝关节下方疼痛？（胫骨结节骨软骨炎）

胫骨结节骨软骨炎是一种常见于积极参加体育运动的青少年中的膝部疾病，常表现为膝盖前下方胫骨结节的疼痛和肿胀，通常发生在青春期的生长发育高峰期。它是由于反复的牵拉应力作用于胫骨结节上的髌骨肌腱，导致该部位骨骺(未成熟的骨头生长区)发炎。这种反复牵拉可能来自跳跃、奔跑等活动。患者通常会诉胫骨结节部活动后的疼痛加剧，尤其是跑跳后。疼痛通常随着活动的增加而加剧，并且在休息后减轻。胫骨结节有压痛，有时还可见到局部肿胀。胫骨结节(膝关节前下方的凸起部)骨软骨炎主要是保守治疗，包括活动调整，减少引起疼痛的活动量。非甾体抗炎药（NSAIDs）可用于控制炎症和疼痛。物理治疗，包括拉伸和强化四头肌肌肉的练习，也是治疗的一部分。在极少数情况下，如果疼痛无法通过保守治疗加以控制，可能需要考虑外科手术治疗。

65. 为什么开始长跑后出现小腿疼痛？（疲劳性骨折）

很多人开始进行相对高强度运动后出现小腿或足部的疼痛，这可能是发生了疲劳性骨折。疲劳性骨折也称为应力性骨折，是由于重复或持续应力对骨质造成损伤，又来不及自我修复引起，常发生于小腿的胫骨、足部骨骼及大腿的股骨。它在运动员中较为常见，尤其是参与跑步、跳跃等重复性冲击活动的运动员。疲劳性骨折与过度运动有关，发生时通常没有明显的受伤事件，而是随着时间的推移逐渐发展。早期，运动后疼痛可能会改善，但随着疾病进展，疼痛可能会持续较长时间，甚至在休息时也会感到疼痛。如出现上述情况请及时就医。

疲劳性骨折的治疗主要取决于骨折的严重程度和位置，通常采取保守治疗。如果在 3~6 个月后骨折未愈合，通常需要进行外科手术治疗。保守治疗应包括调整运动量，适度休息，必要时使用支具或非负重行走，适当补充维生素或矿物质，还应识别和纠正不当的运动训练方式或不适当的装备。

66. 什么是冰敷？

冰敷属于物理治疗的范畴，一般指冷敷，是用冰块、化学冰袋或冷湿毛巾等敷在急性外伤红肿的部位、手术后伤口部位或者高热患者额部、枕部、颈部、腋窝及腹股沟等大血管搏动处，使局部皮肤内的热量被吸收，达到减少出血、减轻炎症、缓解肿胀和疼痛、退热的临床效果。

67. 什么情况下需要做冰敷呢？

急性损伤 48 小时内无明显开放性外伤时可以用冰敷。刚刚受伤时，会引发损伤部位的局部炎症，冰敷可以减少受损部位的血流，是缓解炎症最简单的办法。对于刚做了手术或者伤口周围还有红、肿、痛的人来说，冰敷也是一种缓解疼痛和肿胀的简便且有效的办法。此外，冰敷治疗也可以用于急性炎症导致的发热等。

68. 如何正确进行冰敷操作呢?

可以用冰块、冰袋、化学冰袋或冷湿毛巾等进行冰敷。使用冰块、冰袋、化学冰袋时,应将其包裹在干净的布料中,以避免直接接触皮肤造成冻伤。一般在手术后或急性受伤的24~48小时内进行,越早越好,每隔2~3小时进行一次;如果肿胀、疼痛、发热明显,可每隔1~2小时冰敷一次。每次冰敷时长控制在15~20分钟。

69. 做冰敷时该注意些什么呢?

需要注意的是,每次冰敷时间不宜过长,否则会导致血管反射性扩张,反而加重炎症反应。老年人、体质虚弱者、孕妇以及处于月经期的女性应避免使用冰敷。冰敷时要注意观察患者是否有不适症状,注意防止凝结水滴污染伤口。

冰敷禁忌部位:枕后、耳廓、胸前区、腹部、阴囊、足底。

70. 什么是热敷?

热敷和冰敷一样,都是属于物理治疗的范畴,这两种方式都能够有效地缓解疼痛症状,但是在选择应用时有一定的区别。

热敷是指采用热水袋、专用热敷袋或者热毛巾等,作用于患处,通过热传导使患处皮温升高,从而扩张局部血管,改善血供,达到缓解疼痛和疲劳、促进组织愈合的目的。此外,使用药物热敷,还可以增加药物的渗透,使治疗更加有效。热敷疗法在外伤及慢性劳损性疾病中占有重要的地位。

71. 什么情况下需要做热敷呢?

热敷主要用于急性损伤的后期和慢性劳损所致的疼痛。急性损伤的后期指的是损伤 48~72 小时后,因为这个时间往往出血已经停止。慢性损伤通常是指局部长时间过度运动,多次轻微的损伤累积对机体造成损伤后发生的无菌性炎症,并非突发的意外伤。

72. 如何正确进行热敷操作呢?

可以用热水袋、专用热敷袋或者热毛巾、温水浴等进行热敷。一般湿敷的效果比干敷要好,能抵达更深部的组织。通常一次热敷 30 分钟左右,温度控制在 40 ~ 50℃,每天 2 ~ 3 次,可根据医嘱调整热敷的时间。

73. 做热敷时该注意些什么呢?

有皮肤热过敏史、皮肤感觉异常、患心血管疾病、恶性肿瘤以及伤口感染未愈合等情况都需避免热敷;各种内脏出血、急性腹部疼痛者不宜热敷。急性损伤 48 小时内禁忌使用热敷,否则会导致组织出血增加,肿胀加剧。同时,热敷要注意控制温度,防止烫伤,要注意热敷后如皮肤出现潮红、疼痛,应停止使用,并在局部涂凡士林,以保护皮肤。

02

骨科创伤之术前宣教

1. 骨科手术前为什么要做胃肠道准备呢?

骨科手术绝大多数不涉及胃肠道, 因此不需特殊的胃肠道准备, 手术麻醉前禁食禁饮管理的目的在于:

(1)减少胃内容物容量, 防止胃酸 pH 过低, 避免出现围手术期胃内容物反流而导致的误吸;

(2)防止脱水, 维持血流动力学稳定;

(3)防止低血糖;

(4)防止过度禁食禁饮所致的饥饿、恶心呕吐及烦躁不安等不适。

2. 骨科创伤手术前如何进行禁食禁饮?

骨科创伤手术患者麻醉前建议禁食、禁饮时间见下表。

食物种类	最短禁食时间(小时)
清饮料	2
母乳	4
婴儿配方奶粉	6
牛奶等乳制品	6
淀粉类固体食物	6
脂肪类固体食物	可能需要更长时间, 应该≥8

（1）清饮料：包括清水、糖水、无渣果汁、碳酸类饮料、清茶及黑咖啡（不加奶），但不包括含酒精类饮品。除了对饮料种类有限制以外，对饮料摄入的量也有要求，麻醉前 2 小时可饮用的清饮料量应≤5 mL/kg 或总量≤300 mL。

（2）牛奶等乳制品：胃排空时间与固体食物相当。牛奶和配方奶粉的主要成分为牛或其他动物的乳汁，其中酪蛋白和饱和脂肪的含量较高，容易在胃内形成较大的乳块，不利于消化，其在胃内的排空时间明显长于母乳，因此牛奶和配方奶粉往往被视为固体类食物，需要更长的禁食时间。

（3）淀粉类固体食物：主要指面粉和谷类食物，如馒头、面包、面条、米饭等，其主要成分为碳水化合物，含有部分蛋白质，脂肪含量少。由于胃液内含有淀粉酶和蛋白酶，因此其在胃内的排空时间明显短于脂肪类食物，其中淀粉类食物的排空时间短于蛋白类食物。

（4）脂肪类固体食物：主要指肉类和油炸类食物，由于其脂肪和蛋白含量高，且胃内缺乏相应的消化酶，因此其在胃内的排空时间也较长。

对无经口进食禁忌患者，推荐术前给予含糖无渣饮品。可于术前夜间、手术 2 小时前分别给予 800 毫升和 400 毫升含糖饮品。对有经口进食禁忌者，推荐经静脉给予含糖液体。以上推荐适用于在麻醉或镇静下接受择期手术的所有年龄段患者。

对于以上建议的禁忌人群有：

（1）创伤骨科急诊手术患者；

（2）各种形式的胃肠道梗阻患者；

（3）上消化道肿瘤患者；

（4）病理性肥胖患者；

（5）妊娠期女性患者；

（6）胃食管返流及胃排空障碍患者；

（7）糖尿病患者（视为相对禁忌）；

（8）困难气道（通常是指面罩通气和直接喉镜下气管插管困难）患者；

（9）其他无法经口进食患者。

3. 骨科创伤手术前需要做哪些呼吸道准备呢？

（1）术前 2 周戒烟。在手术的过程中是需要使用麻醉药物的，手术后因为麻醉药物的影响，患者气管内痰液以及分泌物会增加。长时间吸烟的患者，他们的呼吸道黏膜结构已遭到破坏，对分泌物的清理能力下降。如果在手术前还持续吸烟则易导致气道堵塞，还可能诱发肺部感染，因此，在手术前戒烟可提高手术成功率，也能减少术后并发症的发生。

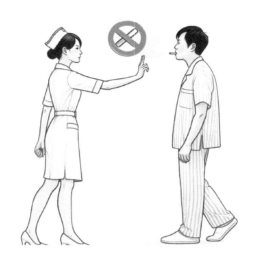

（2）深呼吸练习、有效咳嗽训练，可增加患者肺活量、通气量，有利于排痰，减少术后肺部感染的发生。因此手术前，应进行正确的缩唇呼吸训练：患者深吸气时使腹部隆起，呼气时缩唇，慢慢将气吹出，同时腹部回缩。吸气时间与呼气时间的比例为 1 : 2，每组 10 次，每天 4~5 组。有效咳嗽训练：深呼吸 2 次后在吸气末时用力咳，避免在餐后或饮水时进行。

（3）患者如有呼吸道感染，需先行有效治疗。

4. 骨科创伤手术前需要做哪些皮肤准备？

　　(1)沐浴：术前一日，使用抗菌皂液彻底清洁皮肤。

　　(2)深度清洁的皮肤准备方法可以起到预防手术切口感染的效果。手术区域若毛发细小，不影响手术操作，可以不去除毛发。但为避免影响手术操作或毛发脱落进入伤口形成异物，浓密的毛发仍以剃除为宜。最好使用剪刀剪，有条件的也可用脱毛剂。特别要求：在整个术前备皮过程中，必须重视皮肤的清洁度。要求手术区皮肤准备范围包括切口周围至少 15 cm。

5. 骨科创伤手术前进行抗菌药物过敏实验有什么要注意的吗？

　　术前医生会综合考虑，合理使用抗菌药物，为预防抗菌药物引发过敏反应，甚至发生过敏性休克，在使用某些致敏性药物前均应做药物过敏试验。

　　在进行抗菌药物过敏试验时需注意以下几点：

　　(1)做药物过敏试验前应如实告知用药史、过敏史以及家族史；

　　(2)做药物过敏试验前需进食，不能空腹进行；

（3）抗菌药物皮试结果 72 小时内有效；

（4）肝、肾功能减退者，老人，儿童等，应酌情使用抗生素；

（5）抗菌药物过敏试验阳性表现：局部皮丘隆起范围增大，出现红晕，直径大于 1 cm，周围有伪足伴局部痒感，可有心慌、头晕、恶心，甚至发生过敏性休克。如有上述反应，请立刻呼叫医护人员。

6. 骨科创伤手术前为什么要抽血检查?

手术前抽血检查，主要是为了对患者的基本身体情况进行评估，如通过查血液分析可以发现患者是否存在贫血；一些炎症性指标(如：血沉、C-反应蛋白)可以发现是否有感染性疾病；另外，很多老年骨关节手术的患者，多合并多种内科疾病(如：糖尿病、心脑血管疾病等)或者长期服用药物(如：抗凝药、止痛药等)，这时就需要查相关指标来对这些基础疾病进行评估，看是否需要将这些指标调整至正常后再行手术；还需评估是否存在传染性疾病或者肿瘤相关性疾病。此外，手术本身就存在出血的风险，因此还需查看患者是否存在凝血功能障碍及查血型，以根据这些指标做好预案，保障手术的安全进行。

7. 骨科创伤手术前为什么一定要做心电图?

做手术之前需要进行详细的术前检查,心电图就是其中必须要做的一项。但有些患者不理解:"我心脏没问题,为什么术前一定要做心电图呢?"因为某些创伤,特别是涉及胸部的创伤,可能会直接或间接影响心脏。心电图有助于早期识别这些问题,如心包积液或心肌挫伤等。此外,在做手术时需要使用麻醉药物,大多数的麻醉药物对于心血管系统以及神经系统会产生影响,如果出现了心功能异常,使用麻醉药物之后,会给身体增加负担。其次,创伤导致的出血,手术过程中的出血,以及使用一些止血或者升压的药物,也会增加心脏的负担。所以术前做心电图检查可以了解患者的自身状况,以评估患者手术的耐受力,降低手术过程中用药对其心功能的不利影响。

8. 骨科创伤手术前常做的实验室检查有哪些?

实验室检查包括:

(1)血常规、血沉和 C-反应蛋白(CRP)检查:常用的炎性反应指标。

（2）凝血全套：评估患者凝血功能。

（3）肝肾功能、电解质：检查患者肝功能、肾功能以及电解质的测定。

1）肝功能：这些指标异常主要提示肝脏病变，常见的如饮酒、药物、肝炎、肝癌、肝硬化、胆囊疾病、胰腺病变、血液系统病变、心肌梗死、心力衰竭等。

2）肾功能：主要提示肾脏病变，这个指标随着年龄增加会有变化，常见引起肾功能异常的疾病有肾炎、肾脏肿瘤、高血压及糖尿病性肾病、结石等。

3）电解质：对维持人体细胞形态、酸碱平衡、神经传导等起着重要作用，这些指标在正常值范围内可轻度浮动，多种原因均可导致电解质紊乱，需要临床医生根据患者病情情况进行判断。

4）病毒全套：检查患者有无肝炎、梅毒、HIV 等传染病。

9. 骨科创伤手术前为什么要做 X 线检查?

X 线是骨科创伤的常规检查，可了解骨折的部位、范围、性质、程度和与周围软组织的关系，为治疗提供参考，指导骨折的整复、牵引、固定，观察治疗效果和病变的发展及预后的判断等。

10. 做 X 线检查时有什么要注意的吗？

　　检查前需了解相关注意事项：①X 线禁用于孕妇，紧急危重情况除外；②检查前应脱去带有金属的衣物（包括胸罩）和饰品，只留单层棉质内衣；③检查中按要求摆好体位、制动，平静呼吸或屏气；④骨折患者应选择合适的支具制动，搬运或摄片时患肢保持正确体位，注意预防关节脱位或加重骨折移位。

11. 骨科创伤手术前为什么要做 CT 检查？

　　CT（计算机断层扫描）检查是一种先进的医学成像技术，它使用 X 射线和计算机技术生成身体内部的横截面图像。CT 检查有助于详细显示身体内部的结构，包括骨骼、肌肉、血管、器官等，从而帮助医生准确诊断疾病。CT 不仅可以提供传统的横截面图像，还可以重建冠状面、矢状面甚至三维图像，以更好地评估和了解骨骼的立体结构和细节改变。有助于评估复杂的骨折和骨关节病变等疾病。

12. 做 CT 检查时有什么要注意的吗?

检查前需了解相关注意事项:

(1)检查前应脱去带有金属的衣物(包括胸罩)和饰品,只留单层棉质内衣;

(2)检查中按要求摆好体位、制动,平静呼吸或屏气;

(3)骨折患者应选择合适的支具制动,搬运或摄片时患肢保持正确体位,注意预防关节脱位或加重骨折移位;

(4)增强 CT 检查禁用于对碘造影剂过敏,严重肝、肾功能损害,重症甲状腺疾患,半年内计划生育的夫妻等;

(5)检查前空腹 4 小时,上腹 CT 检查要求空腹 8 小时;

(6)使用造影剂的患者检查后应多饮水,连续 2 天饮水量在 2000 毫升/日以上,并要求检查前 3 小时内每小时饮水 500 毫升,以促进造影剂排出,减轻肾脏损伤。

13. 骨科创伤手术前为什么要做磁共振检查?

磁共振成像(MRI)是一种利用强大磁场和无线电波生成身体内部结构详细图像的医学成像技术。它像 CT 检查一样可以获得检查部位横断面、冠状面和矢状面图像,有助于了解检查部位的三维立体结构。同时它在显示软组织结构(如肌肉、韧带、肌腱、椎间盘、脑组织、脊髓)方面具有优势,可以清晰地区分不同类型的组织。能发现早期股骨头缺血性坏死、关节盂唇的撕裂、骨关节病与肿瘤、骨与关节感染;准确显示膝关节半月板损伤(包括盘状半月板)、交叉韧带的损伤,肩袖撕裂的部位、关节盂、关节囊、二头肌腱病变,以便于四肢关节损伤与软组织病变的诊断和治疗方案的制定。

14. 做磁共振检查时有什么要注意的吗?

检查前需了解相关注意事项:

(1)磁共振成像禁用于安装心脏起搏器、神经刺激器、动脉瘤夹、铁磁性异物患者(如体内存留有弹片、眼内金属异物、体内胰岛素泵、金属假肢)。

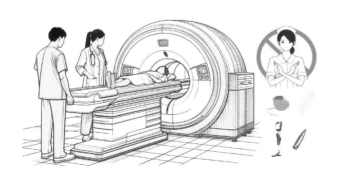

（2）根据产品说明书判断是否行磁共振成像：安装有人工心脏瓣膜、人工血管、血管扩张器、人工耳蜗、血管夹及其他植入物等的患者。

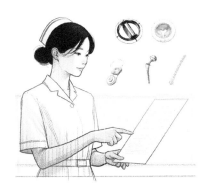

（3）凡有顺磁性的金属不能进入磁场，检查前取下身上的一切金属物品。

（4）在静磁场中，产生磁流体动力学效应会引起心电图 T 波升高，有明显心脏病的患者于扫描前后应做心电图观察。

（5）磁共振成像对早孕的危害尚无定论，对育龄妇女要问清是否在妊娠期，妊娠不足 3 个月的患者禁做。

（6）机房里噪声很大，检查前可先熟悉环境，检查时佩戴耳塞，闭上双眼来调节身体上的恐惧情绪。因此，在 MRI 检查前应如实告诉医生自己的手术史以及植入物情况，如无法明确植入物材质，应避免进行 MRI 检查。

15. 骨科创伤手术前为什么要做血管彩超检查?

血管彩超是为了检查血管是否有损伤、狭窄、血栓等病变的一项检查。骨科损伤的同时可能合并血管损伤。另外,骨科患者受伤及手术后可能因病情导致长期卧床,是深静脉血栓的高发人群。因此部分骨科创伤患者需要根据具体情况在术前做彩超检查。

16. 骨科创伤患者如合并其他基础疾病,还需要做哪些特殊检查?

骨密度主要用于骨质疏松症的高危人群;肺功能检查可早期检查出肺及呼吸道病变;血气分析可判断是否存在酸碱平衡失调以及缺氧和缺氧程度等;24 小时动态心电图可准确判断患者心脏功能状态;脑电图可诊断脑部疾病,是癫痫诊断和治疗中最重要的一项检查;胃镜用来检查是否存在消化道溃疡和出血,并可通过对消化道可疑病变部位进行病理活检及细胞学检查来进一步明确诊断,是上消化道病变的首选检查方法。

17. 骨折后，已经拍了 X 线片，为什么还要做 CT 或者磁共振检查？

依据各检查的原理，简单地说，X 线就好比是你站在某处看远处的一座大楼，可以看清楚大楼的高度、外观等大体特征。而 CT 相当于你进入大楼看每一层的结构，它的承重墙在什么位置，有几间房间。磁共振则是看每一层，它装修情况如何，它的水管、电路安装情况等等。因此，外伤之后进行 X 线摄片能够发现比较明显的骨折，对临床高度怀疑骨折而 X 线片阴性的伤者，就要进行 CT 检查以明确诊断，有时候即使是 CT 检查阴性也不能完全排除骨折，此时就要进一步进行 MRI 检查，尤其是怀疑骨挫伤或者韧带、肌腱等软组织损伤时，进行磁共振检查更有临床意义。相反，已经做了 CT 检查和磁共振检查的患者，有时仍需要完善 X 线片检查。总之，三者不可相互替代，它们对骨折的诊断各有利弊，且具有互补性。

18. 骨折了手术怎么麻醉？

用于骨科手术的麻醉一般分为以下五种方法：

（1）局部麻醉（局麻）：在接受手术的身体局部使用麻醉药物来阻断疼痛感觉，使该部位丧失疼痛感觉，但不影响患者的意识，患者保持清醒状态。这种麻醉方式适用于较小的手术或某些特定的骨科手术。

（2）椎管内麻醉：椎管内麻醉就是老百姓口中的"半身麻"，它是一种通过向脊椎椎管内注射麻醉药物，从而阻断脊椎该平面以下神经信号传导的麻醉技术。它使身体相应区域丧失感觉，但不影响患者的意识，患者保持清醒状态。根据注射位置的不同，椎管内麻醉可以分为硬膜外麻醉和脊髓麻醉。这种麻醉在骨科主要适用于下肢以及骨盆平面的骨科手术。

（3）神经（丛）阻滞麻醉：人体的疼痛由神经或神经丛传导而获得感知。神经（丛）阻滞麻醉是一种特殊类型的局部麻醉，通过在特定的神经或神经丛附近注射麻醉药物来阻断神经信号的传递，可以选择性地阻断身体的一部分区域的感觉，使该区域丧失痛感而保留其他功能。这种麻醉方式也不会影响患者的意识，患者也是保持清醒状态的。这种麻醉方式在骨科常用于上肢、下肢手术。

（4）全身麻醉：全身麻醉是一种将麻醉药物经过呼吸道或静脉注射等方法进入体内，产生抑制中枢神经系统，达到意识丧失、感觉消失、肌肉松弛的麻醉方式。它可以提供完全的疼痛控制和意识丧失，使人体进入一种深度睡眠状态，患者在手术过程中不会有任何对手术操作或周围环境的感知，也不会留下任何记忆，确保手术过程中患者的舒适。在整个全麻过程中，麻醉医生和护士严密监测血压、脉搏和呼吸等多项指标，并随手术进程而改变全麻的深度。这种麻醉方式适用于较大的骨科手术或需要全身放松的手术。麻醉药物对中枢神经的抑制程度和血液中药物浓度相关，并且可以控制。而且这种对中枢神经系统的抑制是可逆的，当药物被身体代谢和排出后，患者的神志会逐渐恢复。全身麻醉广泛用于需要深度麻醉和肌肉完全松弛的手术操作，如大型腹部手术、心脏手术、大型骨科手术等。

患者全麻醒来后早期，可能会感到困乏无力和晕眩，也可能会觉得胃部不适、口干、咽痛、寒冷和心神不宁，这些感受可能会持续若干小时直到麻醉药作用全部褪去。有的还会出现恶心呕吐的现象，严重者需要药物来治疗。

（5）联合麻醉：因为前面提及的是"五种方法"，下方只有4种方法手术时麻醉师可能同时联合使用几种麻醉方式，以达到最好的效果。常用的联合方式是全身麻醉复合局部麻醉或者神经阻滞麻醉。其最大优势是既能确保术中麻醉效果，又可以减少单一麻醉药物用量，减少不良反应。

19. 儿童骨折都要行手术治疗吗?

当儿童发生创伤,查体和辅助检查很重要,如果发现小孩受伤的局部肢体肿痛、畸形、不能活动,应该高度怀疑骨折,需立即就医。由于儿童处在生长发育期,骨折修复能力和塑性能力强,很多儿童骨折不需要手术治疗,通过手法复位,石膏、夹板或支具固定治疗就可获得满意效果。

但儿童骨折如果出现以下情况,要手术治疗:

(1)骨折复位不满意,通过生长发育不能够自行纠正,影响功能活动和外观的;

(2)骨骺骨折;

(3)关节内骨折;

(4)多发性骨折或合并其他脏器损伤;

(5)合并血管神经损伤。

20. 手术全身麻醉对智力有影响吗?

有些家长担心全身麻醉对孩子智力发育有影响。其实,智力的发育受到多种因素的影响,大脑是智力发育的一个重要基础。目前为止,没有任何科学依据证明全麻会对智力产生影响。全麻对中枢神经的抑制作用只是暂时的，而且这种抑制可以控制，在麻醉结束后，药物会随着代谢排出体外，患者的神经功能也会恢复正常，对中枢神经系统不会产生影响。因此，麻醉方法和麻醉药物剂量如果使用科学合理，对患者是安全的，不会对人体产生不良影响，也不会对智力造成损伤。

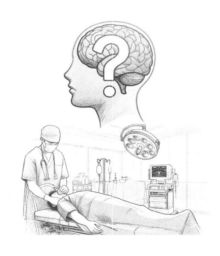

21. 骨折后医生为什么不急着做手术呢？

骨折后会出现软组织的肿胀，受伤严重者伤后几分钟就会出现明显肿胀，一般 48~72 小时达到高峰，一周左右肿胀基本消退。如果在肿胀未消退时进行手术，会进一步加重局部软组织肿胀，不利于软组织生长修复，甚至可能造成伤口因张力过大而不能缝合，或者虽然能勉强缝合，却在术后出现皮肤坏死、感染。

如果病情较重，手术风险大，更需进一步完善术前检查，控制好基础疾病，保证手术安全。

22. 什么样的情况需要马上手术?

（1）开放性骨折：需要急诊手术，伤口清创后根据情况看是否缝合，骨折用石膏、夹板或者外固定支架先固定，待伤口皮肤情况好转后再做二期手术。

（2）骨筋膜室综合征：发生在前臂、小腿、手掌和足的挤压伤，引起骨筋膜室压力增高，阻断了静脉回流，影响患肢血运，需要切开骨筋膜室，降低压力，重建肢体远端血液循环。

23. 延迟手术会影响治疗效果吗?

临床上一般认为成年人骨折 3 周内为新鲜骨折，儿童 2 周内为新鲜骨折，在此期间内进行手术，对骨折愈合及术后康复一般没有影响。当然，随着时间推移，术中复位难度会增加。但应根据全身及局部具体情况权衡利弊。在等待的这段时间可以排除一些潜在疾病，如心脏病、未控制的高血压、糖尿病等，尤其老年人更要重视全面检查。骨科创伤通常伴有身体其他部位的损伤，在对其处理的整个过程中，必须将患者作为一个整体来治疗。优先顺序：挽救生命；保存肢体；重建功能。

24. 什么是微创手术？

微创手术是一种现代手术技术，通过极小的切口或身体自然孔道进行手术，以达到与传统开放手术相同或更好的治疗效果。这种方法最大限度地减少了对患者身体的创伤和生理干扰，同时缩短了恢复时间和住院时间，降低了术后并发症的风险。

25. 哪些骨科疾病可以做微创手术？

在骨科领域，微创手术技术被广泛应用于多种疾病和伤情的治疗，包括但不限于关节镜手术、脊柱微创手术、骨折内固定等。例如，通过关节镜技术，医生能够对膝关节、肩关节等进行精细的检查和治疗，而不需要大范围开放关节。脊柱微创手术可以用于治疗椎间盘突出、脊柱管狭窄等脊柱问题，大大减轻了手术对患者的影响。微创骨折治疗则通过小切口实现骨折的复位和固定，促进骨折的快速愈合。但对一些复杂的病例，微创手术可能无法提供足够的视野和操作空间，这时传统开放手术可能是更佳选择。

26. 3D 打印技术在骨科创伤中有哪些应用？

3D 打印技术是快速成型技术的一种，又称增材制造，它是一种以数字模型文件为基础，运用粉末状金属或高分子材料，通过逐层打印的方式来构造物体的技术。它可以通过计算机辅助设计，对患者病损部位构建模型从而打印制造出匹配度更高的骨科医疗器械。

3D 打印技术在创伤骨科中的应用，包括以下几个方面：

（1）外科手术规划和模拟：通过 3D 打印技术，医生可以根据患者的具体情况提前打印出骨科疾病模型，用于手术前的规划和模拟，提高手术的安全性和成功率。也可利用该模型和患者及家属讲解疾病治疗方案。

（2）定制化植入物：3D 打印技术能够根据患者具体的解剖结构定制生产各种植入物，包括关节置换部件、接骨板、脊柱椎体等，以适应患者的个体差异，提高手术的精确度和患者的康复效果。

（3）手术相关辅助器械：制作用于术中辅助骨折复

位、铺设内固定接骨板、置入螺钉以及截骨用的手术导航模板。

（4）康复辅具：3D打印技术还可用于制作个性化的康复辅具和支具，帮助患者在术后恢复过程中获得更好的支持和舒适度。

（5）教育和培训：3D打印的骨骼模型可用于医学教育和专业培训，帮助医学生和医生更直观地理解复杂的骨科疾病和手术技巧。

27. 骨折外固定方法有几种？

常用的外固定方法有：小夹板、石膏绷带、外固定支具、持续牵引和外固定支架。

（1）小夹板：通过夹板和固定垫维持骨折断端对位，不固定关节，常用于四肢管状骨骨折固定。

（2）石膏绷带：可根据肢体的任何形状塑形，固定可靠，多用于骨关节损伤及骨关节术后外固定。

（3）外固定支具：通过预制的高分子或金属材料限制受伤部位的运动。可调节、可拆卸，便于护理和康复训练。

（4）持续牵引：见问题28。

（5）外固定支架：见问题31~33。

28. 什么叫牵引？常用的骨折创伤牵引有哪些种类？

牵引——应用作用力与反作用力的原理，对抗软组织的紧张与回缩，使骨折和脱位得以整复，预防和矫正畸形。

牵引可分为皮牵引、骨牵引及兜带牵引：

（1）皮牵引是使用胶布或皮牵引套等包裹患侧肢体进行牵引，进而维持骨折的复位和稳定，主要用于 12 岁以下儿童，老年人稳定的粗隆间骨折或手术前后的辅助固定治疗等。牵引重量不超过 4 公斤，注意观察血运、感觉、运动情况。

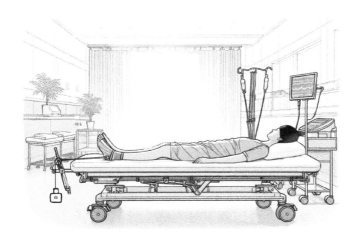

（2）骨骼牵引，是用圆针直接将骨骼进行牵引，以达到复位和固定的目的。骨牵引主要适用于有皮肤损伤、粉碎性骨折者等。骨牵引可减轻患者的痛苦，避免肌肉挛缩，有利于手术的顺利进行。

（3）兜带牵引是利用兜带或布兜拉住身体某处进行牵引。分为枕颌带牵引、骨盆带牵引、骨盆悬吊牵引。

29. 什么是骨科内固定系统？

骨科内固定系统是一种用于治疗骨折的医疗器械，一般为合金材质的钉、板、棒等固定装置植入骨折部，起到稳定骨折，保持骨折正确对位的作用。

骨折内固定系统能够提供骨折部位的即刻稳定性，减少患处制动时间，允许早期活动，从而减轻肌肉萎缩和关节僵硬的风险。

30. 常见的骨折内固定系统有哪些？

骨折内固定系统为骨折手术采用的内固定物的总称，包括钢板、髓内针、钛网、骨锚、人工关节假体、克氏针、钢丝、螺钉、动力髋、椎弓根钉、钉棒系统等，这些都属于内固定。骨折的类型、骨折的分型、骨折的部位和损伤程度及患者的经济状况等条件，决定了选择哪种内固定材料进行手术。

31. 何为外固定架？

外固定架是一种固定骨折的器械，主要结构位于体外，是通过外固定螺钉连接外固定支架构成，应用于身体四肢的各种类型的骨折，但主要用于比较严重的开放性骨折，能有效地维持骨折的稳定性和位置，减少骨折错位的风险。

32. 外固定架有哪些类型？

种类繁多，分单边式、双边式、三边式、全环式、半环式。应用范围广，不仅可用于长管状骨各部位，各类型新鲜骨折的治疗，还可用于延迟愈合、不愈合甚至骨缺损的治疗，而且是行骨延长术不可缺少的器械。

33. 外固定架使用注意事项有哪些？

（1）注意保持针孔周围皮肤干燥，发现针孔出现红、肿、热、痛及脓性分泌物较多时及时就医；

（2）预防肌肉萎缩、关节僵硬；

（3）注意观察患肢血液循环；

（4）避免患肢过早负重，注意保护患肢；

（5）增强营养，预防骨质疏松。

34. 做了内固定手术后，植入的内固定物是否需要取出？

骨科内固定物是指在骨折手术中使用的各类固定材料的总称，旨在维持骨折复位后的稳定状态，促进骨折愈合。内固定物的种类繁多，包括接骨板、螺钉、髓内针、克氏针、钢丝、钛缆等。骨折愈合后内固定物即完成其使命，然而患者的烦恼也随之而来，例如内固定需要取吗？金属内固定物放在体内安全吗？会不会腐蚀、生锈？会不会对身体产生影响？

20世纪90年代以前，骨折内固定的材料通常为不锈钢。近年来，钛合金因其良好的生物相容性以及高强度、低密度等材料学特点，逐渐取代不锈钢成为最主要的骨科内植物材料。钛合金表面的钝化膜，能有效地与周围组织形成一层无菌的界面，使其与人体组织接触时不会引起明显的组织反应和排斥现象。因此，原理上，钛合金材料可以长期留存于体内，并不对身体健康造成影响。但这并不代表着内固定物就一定不需要取出。内固定物是否需要取出，要根据骨折部位、内固定类型、患者自身情况等综合分析。

35. 做了内固定手术以后，植入的内固定物哪些情况下需要取出？

以下情况建议取出内固定物：

（1）内固定物放置区域发生感染；

（2）内固定物导致皮肤、血管、神经等重要组织受到卡压或损伤，引起疼痛及其他明显不适；

（3）内固定物引起患者心理障碍，或与宗教信仰相违背；

（4）青少年、儿童体内的内固定物；

（5）内固定物影响关节活动，造成肢体功能障碍；

（6）特殊职业如杂技演员、舞蹈演员、运动员等（内固定物的存在会增加应力骨折风险）；

（7）不取出内固定物无法进行工伤认定或伤残判断。

36. 做了内固定手术以后，植入的内固定物哪些情况下不建议取出？

以下几类情况建议不取出内固定物：

（1）在体内放置时间过久的内固定物：钢板或者髓内钉在体内放置时间越长，金属钢板和螺钉之间越容易出现变形、冷焊接等情况，内固定取出时特别容易出现滑丝、断钉和取钉困难等情况。

（2）老年患者：年龄超过 60 岁且内固定物无明显影响的患者，因麻醉、手术风险大，不建议取出内固定物。

（3）取出内固定物需要面临较大风险：某些内固定物放置的位置周围解剖结构复杂，有重要血管神经，比如骨盆内固定、胫骨平台后方钢板、尺骨冠状突钢板螺钉、桡骨中远端钢板等。原本复杂的解剖结构，再加上初次内固定手术造成的周围瘢痕增生，取出手术损伤周围血管神经的风险比放置内固定时还大，此时建议不取出内固定。

（4）上肢内固定物：AO 国际内固定研究学会的最新临床研究指出，无感染等特殊情况，上肢内固定没有必要也不推荐取出。

（5）修复肌腱起止点的内固定物：如铆钉、绊钢板、挤压钉等，一般体积较小并深埋于骨质内，取出困难。且取出可能导致肌腱、韧带的重建失效。

37. 做了内固定手术以后，植入的内固定物什么时间可以取出呢？

骨折内固定物的取出时间受多种因素的影响，如患者年龄、骨折部位、骨折类型、内固定种类、取出内固定的原因等。当出现感染、疼痛等并发症时，可尽早取出或者更换固定方式。若无不适，通常需要根据骨折具体的愈合情况来决定。因此，骨折术后需要定期到骨科门诊复查，通过影像学检查，判断骨折愈合情况。若骨折已完全愈合，就可以返院取出内固定，但在取出内固定后，早期患肢也不建议进行过于剧烈的运动，需要等到完全愈合之后才能进行剧烈的运动。

38. 骨折内固定手术后可以乘坐飞机吗？

常常会有患者提出疑问：骨折动过手术，钢板还在体内没有取出，搭乘飞机的话能过安检吗？会不会有影响呢？

上飞机过安检时，可能会因为内固定而有响声，报警提示患者身体内有金属，但是安检部门表示，他们有专用仪器，可以测出旅客体内的医用螺钉或钢板，旅客也可随身携带诊断报告或者把手术后的 X 线片检查结果打印出来，拍照存在手机里，在需要时给安检人员看，就能合理解释为什么患者体内有金属，向安检人员做好解释工作。

如果飞行时间过长，或者骨折内固定术后时间比较短，久坐可能引起肢体肿胀疼痛，应适当做下肢肌肉收缩动作，适当抬高患肢，还可以穿梯度减压袜。

39. 骨折内固定手术后能做磁共振检查吗？

磁共振是大家就诊时经常听到的名词，那么什么是磁共振呢？是指磁共振成像(magnetic resonance imaging, MRI)，是利用磁共振现象制成的一类用于医学检查的成像设备。肿瘤、炎症、关节软骨退变、韧带损伤等疾病往往需要进行磁共振检查，才能更加直观地发现病灶，第一时间明确诊断以便及时采取治疗措施。

磁共振检查相对于 CT 检查及 X 线片而言，具有几点优势：

（1）对人体无损害：磁共振检查完全不存在核辐射现象及放射性物质，对人体不会产生损伤，非常安全，抵抗力较差的儿童和老人均可做磁共振检查。

（2）信息丰富：通过多序列、多方位、多参数的检查方法掌握更多信息，对中枢神经系统疾病，脑干、脊髓、椎间盘、韧带等软组织疾患的定性研究等有明显优势。

（3）图像清晰：多方位大视野成像，更加清晰地观察解剖结构及肿块的细微特点。

鉴于以上诸多优势，磁共振现已成为各大医院中不可或缺的一项检查项目。但是，在磁共振检查室门口，我们会看到这样的标志：

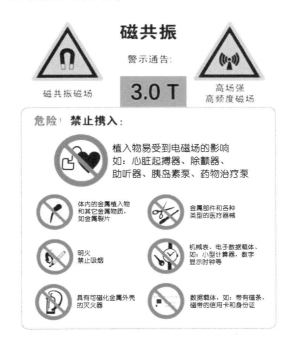

为此，很多患者迷惑不解：假如我已经做了骨科手术，体内已经植入金属内固定物或人工关节，那么我还能进行磁共振检查吗？

磁共振机器里面有特别强的磁场，之前有案例报道：患者的轮椅被吸到机器上无法取下，造成巨大的经济损失。所以非常理解大家的顾虑。

随着科技的进步，过去的不锈钢内植物现已基本弃用，目前我们所用的内固定材料多由纯钛或钛合金制成，都是可以进行磁共振检查的。人工关节材料比较复杂，有钛合金、钴铬钼合金、陶瓷、高分子聚乙烯等材料。钛合金、钴铬钼合金关节在做磁共振检查时会有金属伪影；陶瓷、高分子聚乙烯材质在做磁共振检查时对成像没有任何影响。为了减少伪影干扰，建议选择 15T 及以下场强的磁共振设备进行检查。

而年代较久远的不锈钢等材料内固定物，由于在强大磁场中可出现发热现象而产生严重不良后果，一般是磁共振检查的相对禁忌证。

对于身体里有内植物的患者，建议在进行磁共振检查前，最好和你的医生沟通，查看手术时的病历记录，明确内植物的属性，判断自己是否可以进行磁共振检查。

40. 打石膏后，你该注意什么？

（1）石膏怕水火。

石膏怕水，尤其是老式石膏，沾水后会变软、变形，失去正常的固定作用。即使是现在常用的高分子石膏，沾水以后，水不容易流出，皮肤尤其是皮肤皱褶处被水长时间浸泡后滋生细菌，易导致感染。有人会问："石膏固定那么长时间，我要洗澡怎么办呢？"有两个方法解决，一是你可在网上购买石膏防水保护套，洗澡时把它套上既可；二是，也可自制保护套，准备密封性好的塑料袋2个，分两层套在石膏上，然后用橡皮筋扎紧塑料袋口即可。

石膏也怕火，打石膏后，肢端血运会受到影响，尤其是冬天，会特别怕冷。石膏放在火上烤，容易导致烫伤。因此，如果打石膏后你觉得冷，最好用棉衣、棉袜、手套保护，千万别把它放在火上烤！

（2）石膏固定后，如出现下列情况需到医院处理：

1）严重肿胀、疼痛、肢端血运障碍，尤其是前臂、小腿部位骨折，有可能出现骨筋膜室综合征，必须到医院就诊。

2）石膏松动、断裂。当骨折消肿后，石膏往往会出现松动，这种情况常常发生在骨折2周后，这时，松动的石膏失去了固定作用，必须更换。如果发现石膏折断，也必须更换。

3）石膏形成局部压迫。石膏固定在骨关节突出部位容易形成局部压迫，然后出现压力性损伤。因此，发现石膏固定后某处疼痛，要引起重视。还有，有些部位的神经血管比较表浅，容易被压迫，如膝关节后外侧腓总神经被压，会出现足下垂。

（3）石膏固定后，别忘了定期复查。

石膏固定后，并不是万事大吉，早期因为肢体肿胀，肌肉张力加大，易使骨折断端移位，必须每周复查一次，如果出现移位，可及时处理；肢体消肿后，石膏可能松动，医生也需根据情况作出处理。晚期复查目的则是骨折愈合后，医生帮助撤除石膏，指导功能锻炼。

41. 打石膏后皮肤瘙痒怎么办？

打石膏后不久就会出现皮肤瘙痒。痒起来确实很难受，患者就会想出各种各样的招式来对付，有的用手抓，有的用木棍捅，甚至有的松开绷带去抓。这些方法显然不解决问题，甚至是错误的。那该怎么做呢？首先，在打石膏时，可用酒精把皮肤擦拭一遍，石膏尽量用高分子材料石膏。其次，打石膏后要到阴凉处，减少出汗。第三，万一出现皮肤瘙痒，就要使用一种"神器"去对付，那就是吹风机，注意要用凉风碰！对着石膏固定的缝隙吹，很快你就会舒服很多。

42. 石膏固定后肢体痛怎么办？

骨折石膏固定后早期肢体肯定会出现疼痛，这时我们一方面要学会观察，另一方面要会做出正确的处理。观察些什么呢？

（1）观察疼痛程度，疼痛是否可以忍受，是否越来越重？

（2）观察肢体远端血运，看手指、足趾是否发紫、苍白？

（3）摸一摸桡动脉与足背动脉搏动有无异常。桡动脉搏动在手腕中医摸脉的地方；足背动脉在足背正中，这两个地方脉搏搏动平常很容易摸到，如果摸不到，就需要高度警惕了。

（4）活动一下手指或足趾，看有无牵扯痛；如果出现剧痛或者从剧痛反而不痛，肢端发白，动脉搏动摸不到，牵扯痛，要警惕骨筋膜室综合征，其后果非常严重，必须立即来医院处理。

如果没有这些情况，对于疼痛，在家可做如下处理：

（1）抬高患肢；

（2）冰敷；

（3）功能锻炼；

（4）使用止痛药。

43. 石膏固定要什么时候才能拆除?

"医生，我的石膏要什么时候才能拆除?"这是骨科医生经常被问到的一句话。

一般来说，打石膏是对受伤部位起保护、固定作用，避免组织二次受伤或骨折再次移位，有利于组织修复，骨折愈合。因患者年龄，身体状况、受伤的部位及程度、骨折类型等多种因素的不同，石膏固定的时间是不一样的。

四肢各部位骨折的愈合时间是不一样的，一般而言，上肢骨折固定时间短一些，下肢骨折固定时间要长一些；儿童骨折愈合快，老年人骨折愈合要慢些；不同类型的骨折，愈合时间也不同，长斜行骨折、嵌插型骨折愈合快些，粉碎性骨折、横行骨折愈合时间可能长些，因此固定时间也不同；还有些特殊部位骨折由于血供较差，愈合时间长，固定时间更长，如腕舟骨骨折、月骨骨折等。

　　还有一种情况需要提一下。有些人在行走时，不慎摔倒，手掌撑地受伤，尤其是下雨天或下雪天，这种现象很容易发生。伤后腕部肿痛、活动受限，在损伤初期即使X线片未发现骨折，医生怀疑有"舟骨骨折"，也要按骨折常规处理，予以石膏固定；伤后2周再拍片复查，如X线片提示"舟骨骨折"，石膏固定为8~12周，如无骨折，则可拆除石膏。

　　总之，石膏固定什么时候拆除合适，每位患者情况都不相同，要具体问题具体分析，建议咨询专科医生，切忌"道听途说"，更不能嫌弃碍事而自行拆除石膏！

03

骨科创伤之术后宣教

（一）聊聊骨科创伤术后的疼痛管理

1. 创伤性疼痛的特点是什么？

创伤性疼痛属于伤害性疼痛，是由较短时间内作用于机体组织的伤害性刺激所引起。因此，创伤性疼痛大多是急性疼痛。疼痛由创伤的刺激引起，并因刺激的种类、强度及创伤的范围、程度不同而不同。

创伤性疼痛的特点是受伤部位疼痛明显，局部及邻近部位活动时疼痛加重；受伤初期疼痛剧烈，随着病情的转归，疼痛逐渐缓解。如果疼痛不减轻甚至加重，应考虑是否并发感染或其他并发症。

创伤骨科术后，随麻醉作用消失，开始感觉切口疼痛，术后 24 小时内最强烈，一般持续 3~4 天，少数持续 6~12 天。术后疼痛可引起肌肉收缩、血管痉挛，甚至导致切口呈缺血状态，还可能引起机体代谢异常，影响切口愈合。此外，术后疼痛对患者术后睡眠时间、质量都有明显的影响，表现为入睡困难、睡眠质量差，术后当天尤为严重。如果疼痛和焦虑相互影响，则可能形成恶性循环。所以，对于患者来说，创伤骨科术后良好镇痛的意义不仅在于能够极大缓解手术后的痛苦，而且可以减少术后并发症的发生。对于手术患者来说，如术后 3 天患者仍诉切口疼痛不能缓解，就应引起重视。值得注意的是，部分严重创伤合并休克或肢体神经完全断裂时，患者常无疼痛主诉或肢体远端无痛觉。

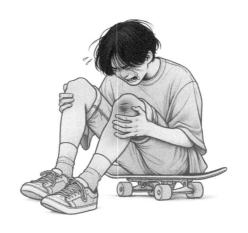

2. 患者说的痛到底有多痛？怎么表达你的痛？

疼痛是一种主观感受，会受到生理、心理、个人经历和社会文化等多方面因素的影响，并且个体对疼痛的理解和认知也存在差异。因此，如何才能准确描述到底有多痛，表达疼痛的程度？这对于疾病的诊断以及后续合理的治疗方案的制定和实施都十分关键。

（1）视觉模拟评分法（VAS）：也称直观类比标度法，有线形图和脸谱图两类，是最常用的疼痛评估工具。国内临床上通常采用中华医学会疼痛医学会监制的 VAS 卡，是一线形图，分为 10 个等级，数字越大表示疼痛强度越大，疼痛评估时用直尺量出疼痛强度数值即为疼痛强度评分；脸谱图则是以 VAS 标尺为基础，在标尺旁边标有易于小儿理解的笑或哭的脸谱，主要适合用于 7 岁以上、意识正常的小儿的各种性质疼痛的评估。让患者在纸上或尺上最能反映自己疼痛程度的位置划"X"。评估者根据患者划"X"的位置估计患者的疼痛程度。有专家认为在多种测量疼痛的方法中，VAS 是最敏感可靠的方法。

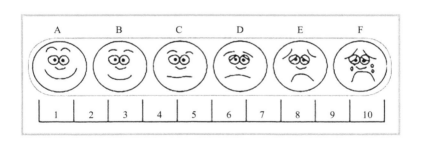

（2）数字疼痛分级法（NRS）：用 0~10 代表不同程度的疼痛：0 为无痛，1~3 为轻度疼痛（疼痛尚不影响睡

眠），4~6 为中度疼痛，7~9 为重度疼痛（不能入睡或睡眠中痛醒），10 为剧痛。询问患者疼痛的严重程度，作出标记，或者让患者自己圈出一个最能代表自身疼痛程度的数字。

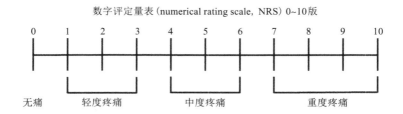

数字评定量表（numerical rating scale, NRS）0~10版

（3）Wong-Banker 面部表情量表法（FPS）：疼痛评估时要求患者选择一张最能表达其疼痛程度的脸谱。此法最初用于儿童的疼痛评估，但实践证明此法适合于任何年龄，尤其适用于 3 岁以上，没有特定的文化背景或性别要求，这种评估方法简单、直观、形象，易于掌握，不需要任何附加设备，特别适用于急性疼痛者、老人、小儿、文化程度较低者、表达能力丧失者及认知功能障碍者。

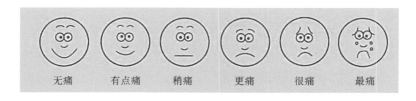

3. 怎样缓解骨科创伤性疼痛呢？

缓解骨科创伤性疼痛有以下处理原则：

（1）非药物治疗：包括健康教育、物理治疗（冷敷、热敷、针灸、按摩、经皮电刺激疗法）、分散注意力、放松疗法及自我行为疗法等。

（2）尽早治疗疼痛：疼痛一旦变成慢性，治疗将更加困难。因此，早期治疗疼痛十分必要。对术后疼痛的治疗，提倡超前镇痛，即在伤害性刺激发生前给予镇痛治疗。

（3）提倡多模式镇痛：将作用机制不同的药物组合在一起，发挥镇痛的协同或相加作用，降低单一用药的剂量和不良反应，同时可以提高对药物的耐受性，加快起效时间和延长镇痛时间。但应注意避免重复使用同类药物。

（4）注重个体化镇痛：不同的人对疼痛和镇痛药物的反应存在个体差异，因此镇痛方法应因人而异，不可机械地套用固定的药物方案。镇痛药物的选择应优先使用不良反应较小的药物，遵循按阶梯给药止痛原则，从最低剂量开始，根据患者情况逐步增加剂量，以求达到最低有效剂量。优先选择局部用药及口服给药；而对于病情较重、中重度疼痛或合并血流、呼吸动力学不稳定的患者，应优先选择静脉、肌内给药等，同时，需监测患者意识状态及生命体征情况。

除了用药，骨折术后的患者需要适当休息，活动太多、太剧烈会影响患者伤口愈合，严重时可引起骨折错位，加重疼痛。对于肿胀较严重的需要置患肢高于心脏水平面，这样有利于静脉回流，促进水肿吸收，降低疼痛程度。

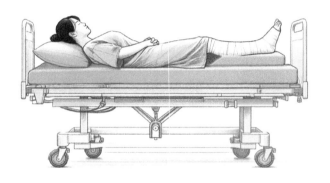

4. 缺血性疼痛常见于哪些疾病？有哪些症状？

缺血性疼痛：疼痛为肢体急性缺血引起，常见于动脉痉挛、动脉损伤、骨筋膜室综合征等。表现为伤肢迅速出现进行性加重的疼痛，并伴有肢体肿胀、苍白、发绀、麻木，牵拉指（趾）时可引起剧烈疼痛，多为屈肌急性缺血所致。可见皮温降低，脉搏减弱或消失，毛细血管充盈时间延长。如不及时处理，可导致缺血组织变性、坏死、坏疽。血液循环及时改善后，疼痛可迅速缓解。

立即去除导致缺血的原因，如去除一切外固定物及包扎过紧的敷料，解除动脉痉挛，进行动脉修补或吻合、筋膜切开减压等，以改善组织缺血状况。

5. 骨折手术后为啥晚上比白天疼？

骨折手术后的患者常常会向医生反映晚上比白天更疼，这是为什么呢？疼痛是骨折患者伴有的症状，大多数人都知道这一点，但对于骨折手术后晚上的疼痛为什么比白天明显，多数人了解不足。

这可能与两个原因有关：

第一，注意力的问题。通常，白天的工作或学习会明显分散患者的注意力，但是在晚上比较安静的环境下，注意力会比白天集中很多，因此容易让患者感到骨折手术部位的伤口疼痛更加明显，故而产生晚上比白天疼痛强烈的错觉。

第二，患处血液循环的问题。夜间，人体内的血流速度相对缓慢，血液循环较差，从而导致疼痛加重。

这就是骨折手术后晚上的疼痛会比白天更为强烈的原因。疼痛较轻的时候，可以选择继续进行适当的功能锻炼，但是要避免剧烈运动；疼痛严重时，得减少运动，以防造成损伤，而且局部要注意保暖，可以到正规的医院通过理疗等方式进行辅助治疗，必要时寻求康复医师的帮助。

6. 患者截肢后为什么会感到截肢端有疼痛呢？可以治疗吗？

患者截肢术后短时间内仍会感觉到截肢端有持续性疼痛，但这种疼痛会逐渐缓解，一般认为是一种生理现象。如果疼痛长期不缓解，应考虑断端神经瘤和幻肢痛的可能。

断端神经瘤由切断神经的断端再生神经纤维而形成，如瘤体不被触碰可无疼痛，如瘤体一旦被触碰，即可产生针刺样剧痛，且沿神经进行性放射。如术后长期疼痛是由断端神经瘤引起，行神经瘤切除术能缓解疼痛。

幻肢痛原因不明，常被认为是一种与精神心理因素密切相关的疼痛。患者对截除的肢体产生一种幻觉，感觉截除肢体仍然存在并有疼痛，且疼痛与情绪有关。疼痛呈持续性，性质以针刺样、烧灼样、放电样或蚂蚁爬样为主，夜间尤甚。目前对幻肢痛尚缺乏有效的治疗方法，处理幻肢痛的方法包括药物治疗、物理治疗、神经刺激以及心理治疗等，目的是帮助调整大脑对这些感觉的解释和反应，减轻症状。

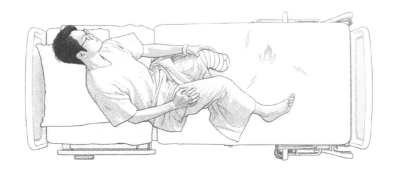

（二）骨科创伤术后的营养管理

1. 骨科手术后患者要怎么吃才能更快地恢复健康呢？

俗话说"伤筋动骨一百天"，骨科手术的术后恢复是一个漫长且复杂的过程，而合适的营养补充是确保这一过程顺畅进行的关键。在骨科手术后，身体需要额外的能量和营养物质来修复组织、减少感染风险、缓解疼痛和促进伤口愈合。那么，骨科手术后，患者要如何通过饮食更快地恢复健康呢？

（1）提高蛋白质的摄取。蛋白质是身体修复和重建组织的基本构建块，富含蛋白质的食物包括肉类、鱼类、豆制品和低脂奶制品、鸡蛋和坚果。特别是手术后，患者应该增加蛋白质的摄入量，以支持肌肉和软组织的恢复。推荐每日摄取量比平常增加 20%~30%。

（2）适当补充钙和维生素 D。钙对骨骼健康至关重要，而维生素 D 有助于钙的吸收。骨科手术后，适量增加富含钙的食物的摄入和补充维生素 D 可以帮助加强骨骼的重建。富含钙的食物包括乳制品、深绿色蔬菜和坚果；同时，可以通过日晒或补充剂来获取维生素 D。

（3）保持足够的维生素 C 和锌、铁摄入。维生素 C 对于胶原蛋白的形成至关重要，而胶原蛋白是皮肤和软组织的主要成分。同样的，锌对于伤口愈合和免疫系统正常运作也是必不可少的。水果和蔬菜是维生素 C 的优良来源，例如柑橘类水果、樱桃、猕猴桃和辣椒等；含锌丰富的食物包括牡蛎、红肉、家禽、豆类和坚果等。适当的铁质摄入对制造红细胞和运输氧气至受损组织非常重要，有助于术后恢复。红肉、禽肉、鱼、豆类、绿叶蔬菜和强化谷物都是铁的来源。

（4）保持足够的水分。术后及恢复期间，保持足够的水分对于促进新细胞的生长和释放体内毒素至关重要。目标应该是每天至少喝 1500～2000 mL 水，当然这个量还得根据患者的实际情况和医生的具体建议进行调整。

（5）加强纤维素的摄入。便秘是骨科手术后的常见问题，特别是受限于活动和服用某些药物的情况下。富含纤维素的食物可以帮助防止便秘，同时对肠道健康也有益。高纤维食物包括全谷物、豆类、蔬菜和水果。

骨科手术后的恢复是一个全面的过程，需要适当的营养支持、良好的休息和恰当的康复锻炼。正确的营养补充不仅能加速患者的恢复，还能减少发生并发症的风险，并提高手术的长期成功率。因此，遵循医生或营养师的建议，并制定个性化的营养补充计划是非常重要的。

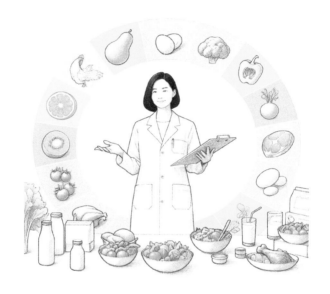

2. 骨科手术后的饮食该注意什么呢？

（1）控制钠盐摄入，以避免水肿；

（2）限制高糖食品，以防止体重过快增加；

（3）减少含咖啡因的饮品摄入，以保护骨密度；

（4）谨慎使用补品和草药，如想使用建议在使用之前与医师进行沟通。

3. 骨头汤真的能补钙吗?

骨科术后需要适当补钙,很多人都认为喝骨头汤能够补钙,其实这种想法是错误的。骨头里的钙以磷酸三钙等钙的化合物形式存在,大部分不溶或难溶于水,而钙只有成为离子状态进入肠道才能被人体吸收。骨折后骨的再生主要依靠骨膜的成骨作用,而骨膜只有在增加骨胶原的条件下,才能更好地发挥作用。所以骨头汤补钙效果微乎其微。

不仅如此,骨头汤中脂肪、胆固醇、嘌呤等含量很高,这些成分非但不能补钙,反而会增加高血脂、高尿酸和痛风发作的风险。

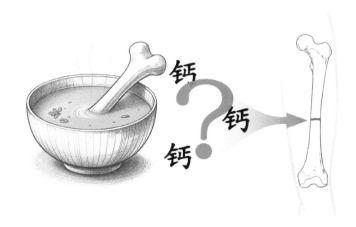

真正钙含量较高的是这些食物：

（1）牛奶及奶制品，不仅钙含量高且吸收率高，是钙的良好来源；

（2）蛋黄和河鲜类食物，例如河鱼、泥鳅等；

（3）植物性食物，例如大豆类制品、坚果类食物；

（4）海鲜及海产品，例如虾皮、海带。同时补充维生素 D3 促进钙质的吸收。

4. 做了手术以后能够吃民间所说的"发物"吗？

做了手术以后，患者总想好好地补一补，能够让身体恢复得更快一些。但是，也有很多手术之后要忌口的说法让患者在"术后饮食"上充满了担忧。经常会听到老人说，手术之后如果吃"发物"，伤口就会不愈合，甚至还可能会化脓，比如海鲜、牛羊肉，甚至豆腐等，而且深信不疑的人不在少数。那么，在手术后食用这些食物真的会让伤口出现问题吗？

关于"发物"的话题，从古至今均有提及，但更多的还是民间定义，是由前人根据生活经验总结而来的：人们发现吃了某种食物会诱发或加重疾病，但却无法解释，于是就将这类食物统称为"发物"。

但由经验总结出来的定义，很容易出错，比如会将偶然发生的现象当作了必然，有人吃芒果过敏，于是以为所有人都这样，芒果就成了"发物"。甚至有时候食物本身没有问题，只是由于卫生环境不佳、食物加工不当，导致在食用某些食物后出现了不适，但也凭借着经验让食物背上了"发物"的锅。

事实上，"发物"理论并没有充足的证据认可，关于海鲜及牛羊肉禁忌的说法也只是流传于民间。无论在经典医学典籍还是临床医学或营养学方面都没有相关的记载，更未见关于吃羊肉会影响伤口愈合的报道。

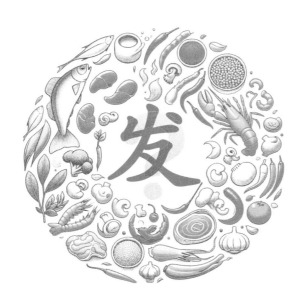

民间所说的"发物"范畴食物有哪些呢?

　　民间定义的"发物"范畴的食物真是太多了:大到猪牛羊肉、鱼虾海鲜、菌菇豆类、蔬菜水果,小到葱姜蒜等配菜佐料,都可能是"发物",并且对同一种食物是否是"发物",还有不同的看法。根据以往学者的研究,"发物"大概可以分为以下 3 类:

　　(1)引起过敏的"发物":很多食物会被归于"发物",主要原因就是会引起过敏,最常见的就是鱼虾蟹等海鲜。这类会让你过敏的"发物",不管有没有生病,日常生活中本就该避免。

　　(2)辛辣刺激的"发物":葱、蒜、辣椒等辛辣刺激的食物,也是"发物"榜上的前几名。这些辛辣刺激的食物一方面可以刺激大脑分泌内啡肽,让人快乐,但同时也会对肠道产生一定刺激;另一方面,会使皮肤、黏膜毛细血管扩张、血流加速,加重原有的炎症反应。看起来好像确实不太好,但实际上,每个人对辣的忍耐度是不同的,只要你身体能受得了,适量吃也没问题。

　　(3)引起机能亢进或代谢紊乱的"发物",比如高胆固醇的食物,如猪脑、动物内脏,有可能加重高胆固醇血症及肝脏类疾病的病症;高嘌呤的食物,如海鲜、大豆，会引起尿酸升高，痛风发作期食用有可能加重痛风的症状。

6. 如何科学、辩证性地看待"发物"呢?

患者受伤之后愈合的过程比较复杂，受多重因素影响，可以大概分为内因和外因两大方面。

内因主要是身体健康状况，如果身体本身存在营养不良，或是某些代谢性疾病，又或是蛋白质缺乏导致的免疫力缺乏，都会影响伤口愈合进程，甚至导致预后较差。

而外因则包含更多，其中以由病原体和伤口异物等引起的感染影响最大，但海鲜等食物并不在外因之中。

优质的蛋白质有利于伤口愈合。现代医学认为外伤患者作为特殊人群，在伤口愈合过程中身体需要消耗更多的蛋白质，适当提升优质蛋白质的摄入，有助于提升身体的自愈能力。在临床上，也会建议外伤或术后患者在饮食上适当增加优质蛋白质的比例。

所以，正常人(过敏的除外)日常适量吃都没有关系，但对有相应疾病的人来说，就是有要忌口的"发物"了。不过，也不是绝对不能吃，少量吃一般也没有问题，只是注意在疾病发作期不吃就可以了。

总之，生活中除了过敏的食物外，并没有绝对不能吃的"发物"。"发物"其实是相对的，需要因人、因时、因量区别对待。在伤口愈合过程中身体需要消耗较多蛋白质，要提升优质蛋白质的摄入，从而有助于提升身体的自愈能力。而海鲜、牛羊肉、豆腐等食物中就富含蛋白质，只要吃这些食物时不会产生不良反应，并保证食物新鲜，手术后完全可以适量吃。但是要注意的是"发物清单"上的辛辣刺激食物，有可能会使血管扩张，让愈合中的伤口细胞和纤维增生异常，造成瘢痕增生。

7. 骨科创伤全麻术后饮水如何预防发生呛咳？

术后饮水发生呛咳可能是由于全麻术后患者吞咽功能尚未完全恢复，容易发生反流和误吸，在饮水过程中不能完成封闭咽与气管通路的原因，导致水流进入气管，使机体做出反射。术后呛咳的发生通常是因为全身麻醉后患者的吞咽功能尚未完全恢复。在这种情况下，患者在饮水时可能无法关闭咽部与气管的通道，导致液体容易反流或误吸进入气管。这会刺激气管黏膜，引起身体的自然反射性咳嗽。

因此，在饮水前应先进行相关评估。如评估吞咽反射恢复情况可采用唾液吞咽测试，即将手指放在患者的喉结及舌骨处，让其反复做吞咽动作，如果喉结和舌骨随着吞咽运动，越过手指向前上方移动再复位，30 秒内完成 3 次，即吞咽功能基本恢复。接着再了解相关注意事项：

（1）一般全麻术后 6 小时后方可饮水及进食；但根据最新《骨科手术围术期禁饮禁食管理指南》的推荐建议：患者术后一旦清醒即可进食无渣流食，如无不良反应，1~2 小时后即可进正常饮食。进饮、进食的先决条件是患者清醒且有食欲，如有明显术后恶心、呕吐者不考虑进食。每次先以少量饮水作为先导，视患者反应再决定是否继续进食。当然，实际具体情况仍应根据患者术中麻醉情况而定。

（2）饮水时取坐位或半坐卧位，不能坐卧位时可取健侧卧位。

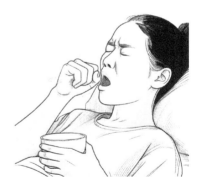

（3）老年人不建议使用吸水管，因为吸水管饮水需要比较复杂的口腔功能；如果用杯子饮水，杯中至少应保留半杯水，因为水过少时患者低头饮水的体位会增加误吸的风险。推荐使用奶瓶饮水。

若发生饮水呛咳，可嘱患者低头，用手轻拍自己的胸口缓解。也可以通过轻轻拍打背部来缓解呛咳症状。如仍不能缓解，请及时通知医生。

8. 为什么术后容易出现腹胀？

术后腹胀，是手术后常见症状之一。术后早期腹胀是由于胃肠道蠕动受抑制所致，随着胃肠道蠕动恢复即可自行缓解。术后疼痛是机体受到手术伤害刺激（组织损伤）后的一种反应，包括生理、心理和行为上的一系列反应。表现为腹胀，肛门不排气等。腹胀严重可诱发各种病症。如术后已数日仍未排气且兼有腹胀，可能是腹膜炎或其他原因所致的肠麻痹。如腹胀伴有阵发性绞痛、肠鸣音亢进，是早期肠粘连或其他原因所引起的机械性肠梗阻，应作进一步检查和处理。严重腹胀可使膈肌升高，影响呼吸功能，也可使下腔静脉受压，影响血液回流。

9. 如何预防骨科创伤患者术后腹胀？

为避免出现术后腹胀，患者在术前需了解可能会发生腹痛、腹胀的症状，做好预防措施，患者或家属协助做腹部按摩、热敷等。术后情绪过度紧张、恐惧，可反射性引起迷走神经兴奋，而致血压下降，尿液生成减少。消除顾虑、缓解紧张情绪，尽量不要呻吟，防止大量气体进入胃内，加重腹胀。术后应用镇痛泵会抑制胃肠功能的恢复，致使肠蠕动减慢，延迟排气时间。对术后使用镇痛泵的患者，如疼痛缓解应尽早撤除镇痛泵，术后及时停用镇痛泵或减少镇痛泵的使用。

10. 骨科创伤手术后出现腹胀该怎么处理？

一些外源性因素可导致术后腹胀。环境因素的影响包括病区环境陌生感，病房的光线过亮，周围无关人员多，噪声大，湿度及温度不舒适等。术后患者需卧床排便，没有掩蔽性的环境导致患者身心紧张，羞于排气排便，不利于排便反射的建立。可拉上床帘，陪护人员暂时离开，打开窗户，利用芳香剂除臭。

鼓励患者早期多进行翻身活动，增加肠蠕动。以脐为中心四指并拢，掌心紧贴脐周顺时针方向按摩，同时给予腹部适当的压力，力度适中，由轻到重，以患者能够承受的程度按揉 10 分钟，每天 3 次，以改善肠蠕动功能，消除腹胀。值得注意的是：脊柱、骨盆骨折急性期应警惕有无内出血，因此，不宜做腹部按摩和使用便盆。还可以遵医嘱使用调节肠道菌群药物、促进肠蠕动的药物。当患者有便意而大便干结难解时可以用开塞露塞肛，具有润滑作用。如果以上仍没达到效果，患者又腹胀难受的话，可以采用胃肠减压，禁食、禁水、肛管排气或灌肠等方法。

正确的饮食方式也很重要，增加粗纤维含量，纤维可增加肠腔容量，刺激肠壁，使肠蠕动增强。多饮水（每天1500~2000毫升），每日晨起空腹喝杯温开水，无糖尿病的患者每晚睡前喝一杯蜂蜜水，因为水作为润滑剂可以使纤维食物充分吸收消化。术后尽早恢复进食，术后三天内少食多餐，勿进甜食、产气、辛辣刺激类的食物。可进食一些新鲜的蔬菜和水果（如猕猴桃、火龙果、西梅等），以及含钾类的食物（如香蕉、橙子等），膳食纤维含量高的食物（如红薯、土豆、南瓜、芹菜等）。

进食时勿过快，要细嚼慢咽，喝水时用吸管或者奶瓶，以免胃内进入过多气体引起腹胀。

术后减轻腹胀的饮食：①萝卜汤，有利于排气；②富含维生素C的果汁饮料，维生素C可促进肠蠕动的恢复；③如果腹部胀气，可以口服四磨汤改善肠胀气，这期间不要吃豆制品、牛奶等胀气类食物，如果已经可以正常饮食，那么尽量选择柔软易消化的食物；④饮食上注意不要过于油腻，多吃清淡食物。

11. 为什么术后无法自解小便?

尿液在膀胱内不能自主排出称为尿潴留。患者在术后 6~8 小时未能排尿或虽有排尿但尿量较少,且有明显的腹胀,通常提示有术后尿潴留。

发生尿潴留的常见原因有:合并有前列腺增生的老年患者;硬膜外麻醉后或全身麻醉后,排尿反射受抑制;伤口疼痛引起后尿道括约肌和膀胱反射性痉挛,尤其是骨盆及会阴部手术后;手术对膀胱神经的刺激;患者不习惯床上排尿;镇静药物用量过大或低血钾者等。

12. 如何预防骨科创伤手术后出现尿潴留?

(1)心理护理。让患者说出心理感受,消除其内心的担忧,稳定情绪,保持心情舒畅,获取疾病的有关知识、手术开展情况及治疗效果,了解手术的必要性及术前、术后应注意的事项。腰椎术后患者卧床,生活不能自理,易出现紧张、焦虑、烦躁等心理症状。情绪紧张、焦虑可引起排尿困难,应帮助患者树立战胜疾病的信心,及时与家属及陪护人员沟通,寻找心理问题产生的根源，给予心理疏导。

（2）术前排尿训练。骨科患者术后因病情需要卧床，术前进行排尿训练可预防和减少排尿困难和尿潴留的发生。使用便器并理解这些准备工作的必要性。解除顾虑，克服术后因不习惯卧床排尿而致尿潴留。对床上排尿有顾虑的患者，让其了解床上排尿的必要性、床上排尿的方法及注意事项，保持床单整洁，被服污染时及时更换。

（3）术后镇痛。有效的术后镇痛使患者疼痛大大减轻，缓解患者术后紧张、恐惧心理，有利于小便的顺利排出。使用自控镇痛泵患者的最佳排尿时间为术后 3 ~ 5 小时，在患者回病房后 3 ~ 5 小时内督促其完成首次排尿。间断关闭自控镇痛泵可以减少术后尿潴留的发生，具体方法：术后观察膀胱充盈程度，按压膀胱区，患者有尿意时关闭镇痛泵 0.5 ~ 1 小时，结合诱导排尿方法促使患者自行排尿。

（4）良好的饮食习惯。要注意个人卫生，养成良好的饮食习惯，保证每日饮水量在 1500 ~ 2000 毫升，不要过度憋尿，有尿意即应排空膀胱，防止膀胱过度充盈。如排尿不及时，膀胱易过度充盈，使排尿力量减弱而诱发尿潴留。术后便秘压迫尿道影响排尿而导致排尿困难，应给予清淡易消化有营养的饮食，禁食辛辣刺激性食物, 可每日进食蜂蜜或麻油以软化大便, 保持大便通畅。

（5）保持良好的排尿环境。环境宜安静、通风、温湿度适宜。对大部分排尿困难的患者, 应了解训练卧床排尿的必要性, 以及忍耐排尿的危害性, 创造一个隐蔽、安全的排尿环境, 多人间的病房可用屏风或床帘遮挡, 保护患者隐私。

（6）诱导排尿。方法 1: 取排便时的蹲位或坐位姿势和动作, 可以使患者不由自主地放松肛门, 同时由于排便时需要收缩腹肌增加腹压, 可以压迫膀胱起到膀胱逼尿肌收缩所起的作用。方法 2: 用热水袋或热毛巾敷在下腹部或轻按摩膀胱区, 可刺激肌肉收缩, 以促使排尿, 水温以 40~50℃ 为宜。方法 3: 让患者听流水声, 同时放置小便器, 一边与患者聊天分散注意力, 一边悄悄用水杯装少量温水缓缓冲洗外阴, 并告诉患者尿已排出。使患者产生错觉, 会阴部肌肉放松, 最终顺利排尿。

如果以上方法均无明显疗效, 应告知医护人员及时导尿。

13. 什么是便秘？哪些情况下容易出现便秘？

便秘是粪便在肠腔内滞留时间过久, 粪便干燥硬结、排出困难，引起肛门坠胀、疼痛、腹胀、食欲缺乏等不适的一种临床症状。便秘是创伤骨科卧床患者最常见的并发症之一。其对患者的生活质量、治疗配合、康复等都有严重的影响。因此，掌握便秘的护理措施，可减少便秘的发生，减轻便秘的症状，促进原发疾病的康复。

导致患者便秘的因素主要有以下几个方面：

（1）环境及体位的改变：骨折后患者需保持特殊的体位，如四肢骨折后应卧床牵引，骨盆、脊柱受伤后需平卧硬板等，改变了排便的姿势和习惯，从而导致便秘。

（2）伤口疼痛：疼痛这一不良刺激可使机体植物神经功能紊乱，影响胃肠功能；或患者怕痛，不愿活动，从而导致便秘。

（3）药物影响：对胃肠道有影响的药物，如吗啡、抗胆碱素类药物，可使肠蠕动减弱或消失；长时间使用抗生素致使肠道菌群失调，从而导致便秘。

（4）饮食因素：食量减少，摄取的水分、粗纤维类食物减少导致便秘。

（5）活动减少：因年老体弱、长期卧床或卧床期未进行功能锻炼，致使胃肠蠕动减慢，从而导致便秘。

（6）脊髓损伤：致使肠道的神经机能受到破坏而发生功能失调，导致肠道蠕动减慢（如截瘫患者），从而导致便秘。

14. 我便秘了该怎么办呢？

"那就多吃点香蕉，实在不行就吃点泻药呗，吃了以后马上就通了。"很多人都是这么想的，其实不然，骨折患者的便秘是一个需要综合管理的问题，如果单纯靠自己想办法缓解，可能效果不理想，往往需要医患共同配合，从以下几个方面进行管理，才能起到比较好的效果。

首先，我们应该放松心态，保持良好的生活习惯，做好以下几点：

（1）饮食方面：对骨折早期的患者，应进食易消化、清淡的高热量、高蛋白、高纤维素、富含维生素的食物，且宜少量多餐。一日三餐主食中粗、细粮合理搭配，多吃蔬菜水果（如香蕉、火龙果等），膳食纤维含量高的食物（如红薯、土豆、南瓜、芹菜等）。

（2）多饮水，在病情或麻醉允许的情况下，应尽快恢复饮水，每天 1500~2000 毫升，也可在清晨空腹服用蜂蜜水。

（3）每天保持一定的运动量，对骨科创伤患者，应鼓励对未受伤侧肢体进行功能锻炼；对于长期卧床的患者，可以在床上进行功能锻炼，辅以腹部按摩，每次顺时针轻轻按揉 10 分钟，每天 3 次，可以促进肠道蠕动，缓解便秘。

（4）养成每天定时排便的好习惯：日常生活中应养成定时排便的良好习惯，卧床患者定时使用便盆，在排便时应减少人员流动，保证排便的隐私性及舒适度。条件允许的情况下，尽量在私密的环境下进行（如用隔帘遮挡等），保护患者的隐私。有便意时及时排便，避免克制排便。

另外，有基础疾病或者在服用药物者应如实告知医生，避免增加便秘风险。积极配合医生的治疗，应用各种措施仍无效的严重便秘患者，正确使用通便药物，必要时根据医嘱进行灌肠。

虽然通便药物安全性高、不良反应小，但是也常有发生使用通便药导致电解质失衡的案例，患者应该在医生的指导下使用通便药，不建议随意更改剂量或者治疗方案，避免产生依赖性、成瘾性。

15. 在促进排便和使用便盆时，有哪些特别的注意事项呢？

（1）脊柱、骨盆骨折：急性期应警惕有无内出血，因此，除了在饮食上加以指导外，不宜做腹部按摩和使用便盆。早期形成便秘不可避免，可采用开塞露或临时使用缓泻剂。脊柱骨折患者急性期过后，可使患者先侧卧，将枕头及便盆依次放在患者背部和臀下，再帮助患者翻身仰卧在枕头和便盆上，然后垫起双腿，使患者感到舒适。

（2）髋关节人工关节置换术后：使用便盆抬起臀部时应特别注意，应将整个髋关节托起，以免引起脱位；能下床活动的患者，排便应使用马桶或坐便器，不应使用蹲式厕所，以免引起脱位。

16. 骨科创伤手术后为什么还要抽血检查呢？

骨科创伤手术后抽血主要是为了评估患者术后的身体情况，如评估患者体内各项生化指标是否平衡，是否因手术创伤导致严重贫血，是否存在术后感染的指征，是否有发生深静脉血栓的高危风险等。一旦发现结果异常，需及时调整治疗方案，以促进患者术后恢复。

（三）骨科创伤手术后的伤口管理

1. 什么是伤口换药？

在医院做了手术以后，患者和家属听得最多的词就是"换药"。

换药，严格意义上来说，应该叫做"更换敷料"。如今已有部分医院用"更换敷料"的叫法来代替传统的"伤口换药"。不过由于历史原因，大家还是习惯称之为"伤口换药"。那么换药到底是怎么做的呢？

其实换药这个操作并不是真的要往伤口上涂什么具有特殊功能的药物，外科医生要做的，只是把原来污染的敷料打开，检查伤口的恢复情况，了解有无感染迹象，去除伤口分泌物或脓液，使伤口处于清洁、干燥的环境下，最后再用无菌的新敷料重新盖上。

因此，换药的目的，一是医生查看伤口的生长情况，有没有感染的迹象；二是更换有分泌物的敷料，避免分泌物污染伤口。

2. 什么伤口需要清创?

清创术是一种用手术处理新鲜伤口的方法,清除伤口内的污染和异物,切除因损伤而失去活力的组织,彻底止血,并作一期缝合。这样,既清除了感染源,又使经过清创的健康组织能够直接对合,为伤口一期愈合创造条件。清创术最好在伤后 6~8 小时内施行。随着抗生素的发展及应用,清创缝合时限可根据伤口污染情况,适当延长至伤后 12~24 小时。

3. 伤口换药越勤对伤口越好吗?

做了手术以后,在大多数人的观念中,觉得换药越勤,对伤口越好,越不容易感染。那么,真的是这样吗?伤口换药到底多久一次才好呢?

手术切口分为:一类切口(清洁切口),二类切口(可能污染切口),三类切口(污染切口)。对于一类切口和二类切口来说,由于伤口较清洁,换药的主要目的是观察伤口的情况,所以一类切口一般是术后每 3~4 天换药一次,甚至 5~7 天换药一次也问题不大。对于可能污染切口应 2~3 天换药一次,重点观察有无感染迹象。对于三类切口，由于伤口容易感染或已存在感染，换药的目的是清除伤口分泌物或脓液，同时密切观察伤口变化情况，所以换药频率比较高，达到每日一次甚至根据具体情况更频繁。因此，如果是骨科择期手术，术后的伤口绝大多数都是一类切口和二类切口，每3~4天换药一次直至拆线。如果是三类切口，换药频次相对于一、二类切口会更频繁，医生会根据伤口渗出情况决定换药频次。实践证明，一、二类切口间断换药比每日换药的方法更好。因为这种方法可使伤口局部得到休息，有利于伤口自我修复；反之，连续刺激伤口，倒使其不易愈合。组织受到刺激越少，越不易化脓，越容易愈合。

4. 骨科创伤手术后能洗澡吗？术后多长时间可以洗澡？

骨科创伤手术后在伤口没有完全愈合的情况下，是不能够洗澡的，因为在这个过程中很容易导致伤口出现疼痛，更容易诱发伤口感染。那么手术以后多长时间能够洗澡呢？

骨科创伤手术后一般需要10~14天才能够拆线，一般拆线以后要保持伤口干燥2~3天，如果伤口没有异常，没有分泌物渗出，这时候就可以洗澡了。

5. 术后伤口愈合拆线以后，刚开始洗澡要注意什么？

术后伤口愈合拆线以后，在刚开始洗澡的过程中动作一定要轻，轻柔地擦洗或者冲洗都可以，不要用过大的水去冲洗伤口，这样才能够避免拉扯伤口，防止伤口发生再次损伤。

洗完澡后穿衣物时，如果衣服磨蹭伤口处难受，可以用小毛巾覆盖伤口。即使手术以后伤口愈合良好也要注意伤口的护理，如果伤口愈合以后护理不当，也可能会导致伤口再次感染，所以，愈合后的伤口护理也是非常重要的，一定要引起重视。

6. 伤口愈合包括哪几个阶段？

伤口是正常皮肤（组织）在外界致伤因子（如外科手术、外力、热、电流、化学物质、低温等）以及机体内在因素（如局部血液供应障碍等）作用下所导致的伤害。常伴有皮肤完整性的破坏、一定量的正常组织的丢失，同时皮肤的正常功能受损。

伤口在创伤发生后即开始愈合，这是一个连续的过程，包括渗出、纤维组织形成和瘢痕收缩三个阶段，这三个阶段可依次发生，也可交替出现或同时发生。

7. 伤口怎样分类和评估?

伤口根据愈合的时间、受伤的原因、受伤的程度及阶段、受污染的情况和伤口组织的颜色等有多种分类方法。

（1）以皮肤组织受损的阶段分类：第一期、第二期、第三期、第四期。

1）第一期：①血管受阻；②皮肤完整；③出现指压不变白的红印。

2）第二期：①皮肤破损；②但未超过真皮；③可出现水泡。

3）第三期：①表皮和真皮完全受损；②深达皮下组织；③可出现坏死组织和凹洞。

4）第四期：①深至筋膜、肌肉和骨头；②伤口穿透皮下组织；③有广泛的损坏；④有坏死组织或黑痂。

（2）以伤口受污染的状况分类：清洁伤口、污染伤口、感染伤口。

1）清洁伤口：术前没有可见炎症，术中没有破坏无菌技术原则。

2）污染伤口：涉及消化道、呼吸道、生殖道或已污染的腔隙。

3）感染伤口：发现有急性细菌性炎症、有脓性物及坏死组织溢出。

8. 为什么术后有的伤口愈合慢？

骨科创伤手术后，有的人伤口愈合快，有的人伤口却愈合慢，这是怎么回事呢？伤口的愈合类型、时间以及修复程度与创面大小、受伤原因、患者自身健康状况等多种因素有关，一般来说可以将影响伤口愈合的因素分为全身因素和局部因素两大类。全身因素包括年龄、营养状况、血管功能不全、新陈代谢疾病、免疫力低下、神经系统障碍、凝血功能障碍、药物的使用、心理因素、吸烟等；局部因素包括伤口感染、异物、结痂、坏死组织、局部太干燥或过于肿胀、局部牵拉/压迫/摩擦、局部伤口组织缺氧、无效的纤维蛋白分解。这两种因素相辅相成，决定伤口的愈合速度。

（1）全身因素

1）年龄：随着年龄的增长，机体各个组织细胞自身的再生能力会逐步减弱。高龄人群较青壮年炎症反应减慢、新血管与胶原蛋白合成减少、真皮的附着力减低、皮脂腺功能降低致皮肤干燥、成纤维细胞的细胞周期明显延长，这些均导致伤口愈合速度的减慢。

2）营养状况：蛋白质的缺乏或消耗增加使机体处于营养不良的状态，导致胶原蛋白合成受影响，伤口缺乏愈合必需的基质，影响伤口愈合；伤口愈合过程的必需维生素及微量元素包括维生素 A、维生素 C、维生素 B6、维生素 B12、叶酸、铁、锌。其中维生素 A 缺乏可导致伤口炎症期正常的炎症反应不充分；锌参与伤口愈合的各时期，其缺乏则会影响愈合的每一步。

3）血管功能不全：包括动脉功能不全和静脉功能不全两种形式。动脉功能不全时，局部组织没有足够血流供应导致缺血缺氧、伤口愈合延迟、不愈合；静脉功能不全时，下肢回流受阻、静脉压力升高、水肿，纤维蛋白原渗出至局部组织，阻挡组织中氧气运输、营养交换、废物排出。

4）药物：使用过量的抗炎药物抑制炎症反应期，导致中性粒细胞及巨噬细胞无法进入伤口组织，成纤维细胞和表皮细胞活动受阻；大剂量的肾上腺皮质激素能明显抑制新生毛细血管的形成、成纤维细胞的增生和胶原合成，并加速胶原纤维的分解，导致愈合不良；类固醇药物稳定溶酶体膜，阻止蛋白水解酶及其他促炎因子释放，影响伤口愈合。

5）免疫力低下：白细胞数减少，无法引导正常的炎性反应，影响伤口愈合的正常进程。

6）神经系统障碍：感觉系统受损患者无法保护伤口导致再损伤；活动受损导致血流缓慢；大小便失禁导致伤口污染，影响愈合。

7）心理因素：焦虑、忧郁等心理状况均可导致免疫力下降，影响伤口愈合。

8）凝血功能障碍：伤口出血时间延长，导致巨噬细胞、成纤维细胞等不能正常发挥作用，影响伤口愈合。

9）新陈代谢疾病：糖尿病引起的动脉硬化导致血液循环受损，同时周围神经病变导致感觉缺失，而血糖过高可导致初期炎症反应受损，感染机会增加。肾功能衰竭致全身血液废物排出、血压调节、水和电解质失衡、凝血功能障碍，伤口感染机会增加。

10）吸烟：吸烟者血液循环中一氧化碳与血红蛋白的结合降低了血红蛋白对氧的运输能力。尼古丁会使周围血管收缩，影响伤口愈合。

11）其他因素：肥胖患者脂肪丰厚，手术后切口处易发生脂肪液化，影响伤口愈合；放射线的照射：放射线会损伤小血管，造成闭塞性动脉内膜炎，并直接损伤各类细胞，致使愈合延迟。

（2）局部因素

感染，异物，缺氧，低灌流量，血肿，伤口面积及深

度，局部张力及压力，伤口的温度和湿度，伤口的 pH
值，伤口疼痛。

9. 伤口愈合会经历怎样的过程?

伤口愈合将经历 4 个阶段：

第 1 阶段：凝血期。从创面形成的那一刻开始，机
体首先的反应是启动自身的止血过程。这一过程包括一
些非常复杂的生物学反应：先是创面周围的小血管、毛
细血管等反应性收缩使局部血流量减少，即之而来的是
暴露的胶原纤维吸引血小板聚集形成血凝块；随后血小
板释放血管活性物质如 5-羟色胺及前列腺素等，使血管
进一步收缩，血流减慢，同时释放的磷脂和 ADP 将吸引
更多的血小板聚集。最后，内源性及外源性凝血过程也
将被启动。

第 2 阶段：炎症期。这一时期开始于创面形成开始
的前 2~3 天。由于局部血管的收缩，导致局部组织缺
血，引起组织胺和其他血管活性物质的释放，使创面局
部的血管扩张；因坏死组织，以及可能的致病微生物的
存在，引发机体的防御反应（炎症反应）：粒细胞和巨噬
细胞向创面移动和集中。这个阶段（术后最多 6 天左右）
出现发红和肿胀是正常的。此外，伤口可能会发热、引

起伤口周围疼痛。若疼痛、发红和肿胀没有消退或加重，请联系医生。

第 3 阶段：修复期。手术后，此阶段持续大约 4 天到 1 个月。创面修复首先是创面周缘健存的基底细胞开始增生，并向中心部位移行。与此同时，基底细胞的增殖刺激创面基底部毛细血管和结缔组织的反应性增生。当创面被新生的上皮细胞覆盖后，创面外观呈粉红色，故而又称此时的创面为粉红色期。随后，基底细胞的增生刺激肉芽组织的生长。随着肉芽组织不断形成，创面组织缺失被填充，上皮细胞便从创面周缘向中心移行，最终使得创面得以完全被再生的上皮细胞覆盖。此时，您可能会在边缘处看到增厚的现象，在收缩的伤口里发现一些新的红色组织，也是正常的。伤口处可能会感到刺痛或痒感，这是神经恢复感觉的信号。随着时间的推移，这种感觉会变得不那么强烈，而且发生的频率也会降低。

第 4 阶段：重塑期。此期伤口已经填满，新的表面已经形成。新形成的上皮细胞不断分裂，使表皮层增厚。肉芽组织内部转型：形成的胶原纤维排列发生改变，使新生的结缔组织力量增加；同时，毛细血管数目减少，使创面局部颜色减退，接近于正常色。最后的阶段可以持续 6 个月到 2 年。瘢痕发生了一些变化，它将变得更薄、更白、更平整。

　　如果发生感染，通常是在手术后的第 1 个月内。如果出现以下情况，如发热、愈合延迟、流脓、发红、疼痛加重、伤口周围压痛、发热和肿胀，伤口可能出现了感染，请立即到医院就医。

10. 骨科创伤手术后什么时候可以拆线?

　　术后伤口在缝合后，一定要等愈合到一定程度后才能拆线。拆线早了，伤口容易裂开；拆线晚了，缝线对伤口压迫较久，瘢痕可能更明显。手术伤口拆线时间主要取决于两个因素：伤口的部位以及患者全身情况。

　　（1）伤口什么时候能拆线，主要取决于伤口的部位。因为人体不同部位的血液供应多少不同，活动度不同，伤口所受到的牵拉张力也不同，伤口愈合到一定安全强度的时间也就不同。

　　对于普通人来说：

　　1）头、面、颈部因为血液循环丰富，所以一般 4~5 天就能拆线；

　　2）胸部、背部、臀部皮肤往往比较厚，相对腹部拆线时间就要推迟些，一般 7~9 天可以拆线；

　　3）腹部和会阴的皮肤较薄，血液循环丰富，拆线也

比较快,一周左右;

4)平时活动最多,承受各种力量较大的四肢(手、胳膊、腿、脚),拆线时间一般在 10~12 天;

5)如果伤口在关节处,如关节置换的患者,因为伤口张力较大,拆线就要推迟到 14~16 天。

(2)患者全身情况:伤口愈合的速度与年龄、身体状况相关。因此,对于年龄大、有糖尿病或类风湿关节炎等基础疾病、营养不良、贫血消瘦的患者,需要在正常拆线时间基础上,适当延长拆线时间。

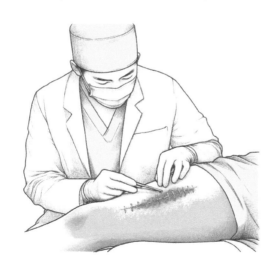

11. 术后伤口拆线后需要注意什么？

（1）适当活动：对于伤口来说，刚拆线后 2 天内，伤口失去了缝线的拉拢作用，相对比较容易裂开，所以这个时候应避免剧烈活动。

（2）包扎：拆线后的伤口因为有针眼，需包扎 2~3 天，让针眼愈合，之后即可拆除敷料。

（3）保持伤口干燥：拆线后保持切口干燥，伤口局部避免沾水。一般 1~2 周后，伤口愈合良好、同时切口处无红肿渗液、瘙痒等不适症状时可以洗澡。

（4）避免挠抓伤口：结痂后要让其自然脱落，如伤口伴发痒不适，可以用手按压伤口，不要去挠抓刺激伤口。

12. 伤口上的黑海绵是什么？

在骨科创伤病房，你也许会看到一些患者的伤口部位贴着"黑色的海绵"。其实这并不是海绵，它是有许多孔隙的医用聚氨酯泡沫辅料。对于某些特殊创面和伤口，使用泡沫覆盖创面，再用生物半透膜密封伤口，并通过管道连接到一个负压设备。持续负压有助于清除伤口分泌物和减少病原体，降低感染风险；有助于减轻周围组织的水肿，降低炎症反应；有助于增加伤口区域的血流量，改善局部血液供应，为伤口愈合提供必要的氧气和营养物质；同时促进创面新鲜肉芽组织形成，促进伤口修复及愈合。这一治疗技术常称之为封闭负压辅助闭合技术(vacuum-assisted closure，VAC)。

封闭负压辅助闭合技术适应于大面积软组织缺损和(或)创腔；大的血肿或积液清创术后；骨筋膜室综合征切开减压术后；开放性骨折伴有软组织缺损、可能合并感染者；急、慢性骨髓炎需要开窗引流者；糖尿病、下肢静脉曲张致小腿慢性溃疡；压力性损伤(压疮)；体表脓肿和感染切开引流术后；手术后伤口感染、裂开等。

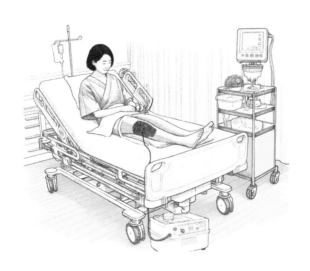

13. 封闭负压辅助闭合技术的特点及其优点是什么？

（1）封闭负压辅助闭合技术的特点：

1）可控制的负压，能促进局部血液循环和蛋白合成，促进肉芽组织生长，加快创面愈合；同时为全方位的主动引流提供了动力。

2）生物半透膜的封闭，隔绝了创面与外环境接触的感染机会。

3）全方位的引流，是将传统的点状或局部引流，变为了面状引流，保证了能随时将创面的每一处坏死组织和渗出液及时排出体外。

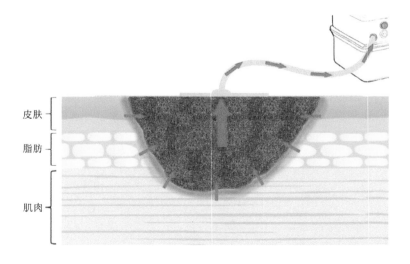

皮肤

脂肪

肌肉

（2）封闭负压辅助闭合技术的优点：

1）治疗时间明显缩短，减少患者痛苦；

2）有效地避免交叉感染；

3）为创面的血运提供了有效的、持续的、辅助的动力；

4）避免死腔形成及缩小创面。

14. 什么是瘢痕？

在手术以后都会不同程度地形成各种各样大大小小的瘢痕。部分瘢痕还有可能伴有增生突起，十分不美观，让人非常苦恼。那瘢痕究竟是怎样形成的呢？

瘢痕是人体创伤修复过程中的一种自然产物，瘢痕的形成过程就是创面的愈合过程。瘢痕分为正常瘢痕和病理性瘢痕两大类。

15. 什么是正常瘢痕？

正常瘢痕：适度的瘢痕形成是机体修复创面的正常表现，这类瘢痕被称为正常瘢痕或生理性瘢痕，表现为愈合伤口一开始就不高出皮面，无明显凹陷，外观过一段时间后恢复正常皮肤颜色。

16. 什么是病理性瘢痕?

病理性瘢痕包括瘢痕疙瘩和增生性瘢痕。

瘢痕疙瘩大部分发生在皮肤局部损伤1年内,包括外科手术、撕裂伤、文身、灼伤、注射、动物咬伤、接种、粉刺及异物反应等,主要表现为皮肤损伤愈合过程中瘢痕组织的无序及过度生长,超过原损伤的边界且持续处于增生状态。

增生性瘢痕多见于外伤,表现为皮肤愈合过程中瘢痕组织增生,瘢痕明显高出皮肤表面,厚度不等,质地坚韧,但不会超过原损伤边界,且在6~8个月之后转为成熟期,伴有不同程度的萎缩、软化。病理性瘢痕常伴有瘙痒不适。一些特定部位,如头面部、颈部、手部等处的瘢痕更是对患者心理产生影响,甚至可能导致患者出现社交障碍。

17. 如何预防瘢痕增生?

近年来越来越多的研究表明,伤口痂皮脱落后对瘢痕尽早进行干预,可以缩短瘢痕的未成熟期,改善瘢痕的最终转归,有效防控病理性瘢痕的发生和发展。

（1）保持伤口部位清洁，避免异物刺激。受伤后正确处理创面，保持创面清洁干燥；不要穿紧身衣物，衣着以纯棉宽松为主，避免造成伤口处摩擦、刺激；适量运动，伤口部位尽量少出汗；伤口处痒痛的情况下，禁止用手抓挠，避免感染。

（2）注意防晒。头面部等外露部位的瘢痕早期注意防晒，可选择物理防晒、化学防晒或两者相结合的方式。瘢痕早期暴露于紫外线会明显加重色素沉着。

（3）忌辛辣食物、饮酒。在瘢痕未成熟期忌辛辣食物和饮酒，因为辛辣食物有可能会刺激毛细血管扩张、增加油脂分泌，进而延长或加重瘢痕出血。

（4）外用抗瘢痕药。伤口脱痂后尽早开始使用外用抗瘢痕药物，一般持续3~6个月，直至瘢痕基本进入成熟期。常见外用抗瘢痕药的主要成分是硅酮制剂，常用剂型包括凝胶和贴膜两种，能有效改善瘢痕外观及瘙痒、疼痛等症状，降低增生性瘢痕的发生率。

使用方法：在瘢痕处薄涂一层抗瘢痕凝胶，每天2~3次。夜间可用抗瘢痕贴片，用法是依据瘢痕长度和形状修剪，周边超过瘢痕1厘米，每天应用12小时左右，直到不粘为止。建议凝胶和贴片最好交替使用。

（5）早期光电干预治疗。早期光电干预治疗在伤口痊愈后2~4周就可进行。创面愈合后尽早使用595 nm

脉冲染料激光和超脉冲二氧化碳点阵激光治疗,前者血管靶向治疗选择性破坏瘢痕中的血管,后者诱导胶原蛋白和弹性蛋白重塑,联合作用早期调节创面修复,促进创面向正常皮肤转化。

(6)注意观察,及时就医。注意观察创面愈合过程中的变化,如果创面出现发红、变硬、瘙痒和凸起等情况,提示创面有瘢痕增生的可能,应时就医,尽早处理。

18. 瘢痕增生该如何治疗呢?

如果瘢痕已经形成怎么办?目前临床上对病理性瘢痕采用的治疗方式包括瘢痕内注射药物、光电治疗、A型肉毒毒素治疗、瘢痕切除再缝合、放射治疗等,同时需要遵医嘱长时间使用外用抗瘢痕药,尽早干预,实施系统、规范化的综合治疗。

(1)局部注射药物治疗。成年患者如果出现瘢痕明显变硬、隆起,应尽早考虑瘢痕内注射糖皮质激素或(和)5-氟尿嘧啶治疗。注射治疗需要遵循规律治疗和彻底治疗的原则。每月定期复查,直至瘢痕完全平软方可停止。

(2)光电治疗。脉冲染料激光,选择性破坏瘢痕中的血管,加速瘢痕"褪红",抑制瘢痕增生;超脉冲二氧化碳点阵激光刺激新的可控的损伤修复，使瘢痕真皮胶原重塑。1565 nm 非剥脱点阵激光相比超脉冲二氧化碳点阵激光对真皮胶原热刺激小，但仍可有效改善瘢痕的颜色、弹性、平整度。

（3）A 型肉毒毒素注射。作用在伤口边缘的张力是决定皮肤瘢痕最终外观的关键因素，因此应消除伤口边缘的动态张力，以促进伤口愈合并最大限度地减少瘢痕。A 型肉毒毒素注射通过早期减张作用抑制瘢痕增生，抑制结缔组织增生及减轻皮肤炎症作用，进而达到改善瘢痕的宽度、外观和高度的效果。

（4）手术治疗。如果患者的瘢痕比较宽，或者已经突出于皮肤表面，可以将瘢痕手术切除，重新进行美容缝合，使瘢痕尽量变窄、变平。手术治疗后又面临出现新的瘢痕的风险，因此术后需要遵医嘱长时间使用外用抗瘢痕药、激光治疗等，以减少瘢痕再次增生的几率。

19. 瘢痕治疗有哪些误区呢？

（1）瘢痕早期不需要干预。在瘢痕进入成熟期前外用抗瘢痕药物、减张器、光电治疗等多种手段联合，可以缩短瘢痕未成熟期，影响瘢痕的转归。如果单纯等 6 ~ 12 个月后再进行干预，可能会错过瘢痕干预的黄金窗口期。

（2）瘢痕治疗不需要规律治疗。瘢痕治疗需时较长，治疗也需要多次，各种治疗方法都有一定的复发率，外用抗瘢痕药物、瘢痕内注射药物、光电治疗都需要在瘢痕未成熟期内规律使用，单次治疗只能取得暂时的改善，如果病灶没有完全萎缩就停止治疗，3~4周后可能再次出现增生。

（3）瘢痕经过治疗后可以恢复如初。瘢痕是医学界的难题，各种治疗方法均难以使瘢痕恢复到正常皮肤状态，但坚持治疗、正确治疗，还是能明显改善瘢痕的质地、色泽等，在社交距离下最大程度地淡化，让瘢痕更接近于正常皮肤。

164

（四）骨科创伤手术后的血栓预防

1. 什么是深静脉血栓栓塞症?

深静脉血栓栓塞症(DVT)指血液在深部静脉(通常是腿部或骨盆的静脉)内不正常凝固,使管腔部分或完全阻塞,造成栓塞远端肢体肿胀、疼痛。如果血栓脱落,随血流进入肺部,阻塞肺部血管,引起肺梗死,严重时将危及生命。DVT导致肺栓塞是骨科创伤围手术期死亡的主要原因之一。

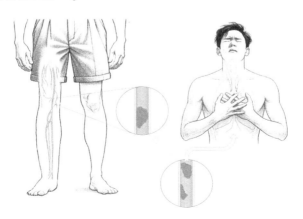

静脉血栓栓塞成因：静脉壁损伤、静脉血流滞缓及血液高凝状态是导致下肢静脉血栓形成的三个主要原因。骨科大手术是发生 DVT 的极高危人群，创伤可直接或间接导致静脉血管壁破裂或刺激；制动、卧床、瘫痪以及出血性休克容易导致静脉血流瘀滞；整个围手术期血液保持高凝状态。此外，长时间静坐如久坐飞机或卧床不起，可以减慢腿部的血液流动，增加血栓形成风险。

2. 骨科创伤患者该如何评估深静脉血栓栓塞症（DVT）？

基于深静脉血栓对患者的危害，医生会对患者进行风险评估以便进行早期预防。如定时进行血液检查、影像学检查判断，患者的深静脉血栓形成情况。根据 Caprini 评分情况 DVT 分为低危、中危、高危和极高危四个等级。骨科大手术患者评分均在 5 分以上，属于极高危人群。针对极高危人群，应采用药物预防加物理预防的方式进行处理。

病情观察：骨科创伤患者静脉血栓栓塞症发生率高，因此须密切观察患者生命体征，疼痛和肿胀程度，肢端感觉、肤色、血运、活动和足背动脉搏动情况；定期用尺测量患肢不同平面的周径，与健侧肢体进行比较。

测量腿围方法：首先标记髌骨上缘和髌骨下缘，量取髌骨中点并标记；标记髌骨中点向上 15 cm 和髌骨中点向下 10 cm；皮尺上缘置于髌骨中点向上 15 cm 处，测量肢体周径并标记皮尺下缘；皮尺下缘置于髌骨中点向下10 cm 处，测量肢体周径并标记皮尺上缘。此法是一种简单易行的评估患肢肿胀程度的方法，当患肢较健肢同一平面明显增粗，或患肢同一平面较之前明显增粗，应提高警惕，进行血管彩超，以确诊是否发生下肢深静脉血栓。

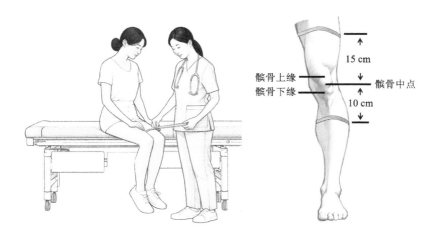

3. 如何预防深静脉血栓栓塞症？

（1）基本预防：

正确的体位和下肢功能锻炼有助于防止血液淤积，

促进静脉回流，降低深静脉血栓栓塞症发生风险。可抬高患肢，加强肌肉训练，并进行踝泵运动、股四头肌的肌力练习，尽早进行屈髋屈膝等运动，在病情允许时早期下床，功能锻炼以主动锻炼为主，被动锻炼为辅，遵循循序渐进，由简到繁，强度、幅度由小到大的原则；注意适度补液，多饮水，避免血液浓缩；建议改善生活方式，进食低盐低脂、富含维生素饮食，多食新鲜蔬菜和水果改善血液成分，控制血糖、控制血脂，保持大便通畅；戒烟、戒酒等。

（2）物理预防：

预防原理是利用充气或外力加压，提高下肢回心血流速度，改善肢体血流缓慢现象，防止凝血因子的聚集及对血管内膜的黏附，从而有效预防下肢深静脉血栓形成。物理预防措施既能有效预防静脉血栓栓塞症的发生，又能较好地规避出血风险。

常用的有间歇充气加压装置、梯度压力弹力袜预防深静脉血栓。

然而，物理预防并不适用于所有患者，有以下几种情况的患者禁用物理预防措施：

1）充血性心力衰竭、肺水肿或下肢严重水肿；

2）下肢深静脉血栓形成、肺栓塞发生或血栓（性）静脉炎；

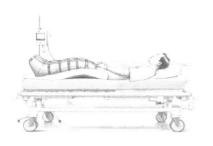
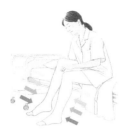
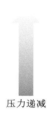

压力递减

3）下肢局部异常（如皮炎、坏疽、近期接受过皮肤移植手术）；

4）下肢血管严重动脉硬化或狭窄、其他缺血性血管病（糖尿病性血管疾病等）及下肢严重畸形等。

（3）药物预防：

药物预防应在医生指导下合理选择抗凝药。抗凝药物帮助减少血液凝固，防止新的血栓形成，并阻止现有血栓增大。

4. 使用抗凝药物需要注意什么吗？如何进行观察？

使用抗凝药物是有效防治深静脉血栓栓塞症的重要措施，必须在医生的专业指导下定时定量使用。切勿自我诊断和自服药物，抗凝药过量服用可导致严重出血甚至危及生命。在使用抗凝药物的同时，会增加患者的出血风险，因此用药过程中注意观察全身皮肤黏膜、鼻黏膜、牙龈、注射部位、术后切口及各种穿刺口有无出血现象，有无黑色大便、血便或血尿等现象，发现异常，首先停用抗凝药物，及时去医院就诊。

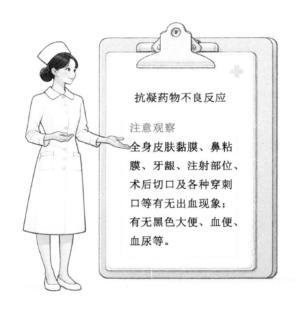

抗凝药物不良反应

注意观察

全身皮肤黏膜、鼻粘膜、牙龈、注射部位、术后切口及各种穿刺口等有无出血现象；有无黑色大便、血便、血尿等。

（五）骨科创伤手术后的功能锻炼

1. 骨科手术后为什么要进行功能锻炼呢?

　　临床治疗骨折的最终目的是恢复骨骼的正常功能，但由于骨折在治疗中常需要较长时间固定，这样容易导致肌肉萎缩、关节内粘连或韧带失去弹性。早期合理的功能锻炼可促进患肢血液循环，减少肌肉萎缩，防止关节僵硬，促进骨折愈合。

　　骨折的功能锻炼非常重要，必须在骨折复位固定后的早期就开始施行，而且应根据骨折的部位、类型、阶段、患者的体质情况等选用不同的锻炼形式。组织的愈合和功能的改善，有其固有的发展规律，不可能一蹴而就，是需要一段时间的，因此盲目的追求进度只会事倍功半。只有不断坚持，循序渐进，持之以恒，才能达到最好的康复效果。

2. 骨折功能锻炼过程中需要特别注意什么呢?

骨折功能锻炼过程中需要特别注意:

(1)功能锻炼以患者感觉不疲劳、骨折部位不发生疼痛为度。

(2)功能锻炼要以恢复患侧肢体原有的生理功能为中心。

(3)功能锻炼不能影响骨折固定的稳定性,更不能做不利于骨折愈合的活动。

功能锻炼需要结合患者病情和自身情况,一定不能急,要遵照循序渐进的原则,在医护人员的指导下进行,避免造成二次损伤。

3. 什么是踝泵运动?

踝泵运动是以踝关节为中心,通过小腿比目鱼肌和胫骨前肌发生规律的收缩和舒张起到泵的作用,从而加速下肢静脉血液流动,缓解血液淤滞状态,减少下肢深静脉血栓(DVT)发生。

简单来说,踝泵运动和我们生活中的勾脚尖和绷脚尖是一样的,通过踝关节(脚脖子)的运动,起到像泵一样的作用,促进下肢的血液循环和淋巴回流。

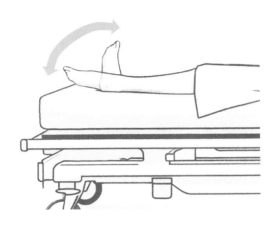

4. 踝泵运动应该怎么做?

踝泵运动分为趾屈背伸运动和踝关节环绕运动。

(1)趾屈背伸运动:患者采取平卧位,下肢放松伸展分开,缓缓最大限度地先向上勾起脚尖,让脚尖朝向自己保持5~10秒钟,然后脚尖向下再做背伸运动,保持5~10秒钟。稍微放松后可再次进行。

(2)踝关节环绕运动:患者采取平卧位,下肢伸展,以踝关节为中心,脚趾做360°旋转环绕,尽力保持动作幅度最大,分逆时针和顺时针两个方向交替进行。

5. 什么是直腿抬高锻炼？直腿抬高锻炼的目的是什么？

直腿抬高锻炼是指完全伸直膝关节，绷紧大腿前方肌肉，抬高下肢促进血液循环。

直腿抬高锻炼的目的是锻炼腿部肌肉的力量，特别是大腿部位股四头肌的力量，避免肌肉废用性萎缩，防止神经根粘连，预防下肢深静脉血栓。

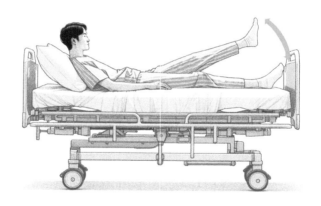

6. 直腿抬高锻炼应该怎么做？

（1）直腿抬高锻炼：仰卧，一侧下肢自然屈髋、屈膝，或者伸直。训练侧下肢伸直，勾住脚，在膝关节伸直状态下抬起下肢距离床面 15~20 cm，维持该位置 10~15 秒，随后缓慢放下。休息 10 秒钟左右后，重复上述动作。

（2）侧卧直腿抬高：取侧卧位，下腿弯曲，上腿伸直，向上抬高，角度依个人耐受程度而定，左右侧交替进行。

7. 什么是呼吸功能锻炼？

呼吸功能锻炼，是以进行有效的呼吸，增强呼吸肌，特别是膈肌的肌力和耐力为主要原则，以减轻呼吸困难、提高机体活动能力、预防呼吸肌疲劳、防治发生呼吸衰竭及提高患者生活质量为目的的治疗方法。

有效的呼吸锻炼可辅助性提高肺功能，达到改善预后的目的。通过呼吸功能锻炼可增加呼吸肌力，改善肺通气功能，有利于呼吸功能恢复。

8. 呼吸功能锻炼的作用是什么？

（1）主观训练对呼吸运动的控制和调节来改善呼吸功能。

（2）改善氧气的吸入和二氧化碳的排出。

（3）改善胸廓和肺组织的顺应性。

（4）放松过度紧张的辅助呼吸肌，以减轻呼吸困难的症状。

9. 呼吸功能锻炼的方法有哪些？

（1）腹式呼吸；

（2）缩唇呼吸；

（3）吹气球法；

（4）全身呼吸操；

（5）使用呼吸器。

10. 腹式呼吸该怎么做？

腹式呼吸可以增加膈肌活动范围，扩大肺活量，改善心肺功能，减少肺部感染，尤其是减少长期卧床患者发生坠积性肺炎的可能。

（1）患者取坐位或卧位，全身放松，一手放在胸前，一手放在肚脐上方。紧闭嘴唇，用鼻慢慢深吸气，同时腹部凸起，心里默数 1、2、3，屏气 1 秒。

（2）呼气时，缩唇如吹口哨状，缓慢吐气同时腹部收紧，心里默数 1、2、3、4、5、6。

（3）重复吸气、吐气动作直至练习完成。每次重复8~10次，每天2~4次。

11. 缩唇呼吸该怎么做？

缩唇呼吸可以延长患者的吐气过程，降低患者的呼吸频率，同时也可以增加新鲜空气的吸入量，放松全身肌肉，改善缺氧，并降低二氧化碳潴留，改善患者肺功能。

（1）患者取坐位或卧位，身体放松。紧闭嘴唇，用鼻慢慢深吸气2~3秒，屏气1秒。

（2）缩唇如口哨状，缓慢吐气4~6秒。

（3）重复吸气、吐气动作直至练习完成。每次10~20分钟，每日2次，可根据患者情况增加练习次数。

12. 吹气球法该怎么做？

先深吸一口气，对着气球口慢慢吹，直到吹不动为止。

注意：不在于吹得快，也不在于吹得多，只要尽量把气吹出就可以。

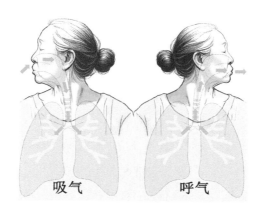

吸气　　　　　呼气

13. 全身呼吸操该怎么做？

　　将腹式呼吸、缩唇呼吸和扩胸、弯腰、下蹲等动作结合起来：

　　（1）平静呼吸；

　　（2）立位吸气；

　　（3）单举上臂吸气，再双手压腹呼气；

　　（4）平举上肢吸气，双臂下垂呼气；

　　（5）平伸上肢吸气，双手压腹呼气；

　　（6）抱头吸气，转体呼气；

　　（7）立位，上举上臂吸气，蹲位呼气；

　　（8）缩唇呼吸；

　　（9）平静呼吸及放松。

14. 呼吸训练器该怎么用？

呼吸训练器的原理是通过训练吸气肌，改善呼吸深度和持续时间，改善呼吸困难等问题，提升心肺功能，进一步提升运动的效能，减少和预防术后并发症。使用方法如下：

（1）含住咬嘴吸气，以深长均匀的吸气流使浮子保持升起状态，并尽量长时间地保持。

（2）移开呼吸训练器呼气。不断重复呼吸训练，10~15分钟后，保持正常呼吸，休息。训练时间可以根据自身的承受能力由短到长慢慢增加，循序渐进。

注意：只有长时间练习，才能够看到效果，提升肺部功能，加强呼吸肌功能。

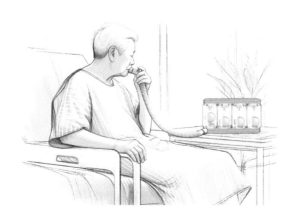

15. 有效咳嗽训练该怎么做?

（1）取舒适体位（最好取坐位，双腿上置一枕顶住腹部），先行 5~6 次深呼吸，并于深吸气末屏气 3~5 秒，继而缩唇（噘嘴），经口缓慢呼出肺内气体，再深吸一口气屏气 3~5 秒，身体前倾，头颈屈曲，连续短促有力咳嗽数次，咳嗽同时收缩腹肌或用手压按上腹部，用力将痰咳出。每次 3~5 分钟，一天 3 次。

（2）胸痛者，避免因咳嗽加重疼痛，胸部有伤口者，用双手或枕头轻压伤口两侧，避免胸廓扩张牵拉伤口而引起疼痛。疼痛剧烈时遵医嘱予止痛药，30 分钟后再进行深呼吸和有效咳嗽。

（3）经常变换体位有利于将痰液咳出。

16. 有效咳嗽的注意事项有哪些?

（1）保持环境舒适、洁净。尽量减少烟尘对呼吸道黏膜的刺激。

（2）适当休息，减少机体能量的消耗。

（3）适当多饮水，每日 1500 毫升以上。

（4）进行有效咳嗽时，可由家属协助叩拍背部。

（5）对胸痛或胸部有伤口而不敢咳嗽的患者，用双手或枕头轻压伤口两侧可避免咳嗽时胸廓扩张牵拉伤口而引起疼痛。

（6）每天坚持进行有效咳嗽咳痰训练数次，能大大减少急性发病的次数，也减少住院的时间，减轻经济的负担。

17. 如何正确使用拐杖?

骨科术后康复过程中，拐杖作为行走的辅助工具，能够帮助患者减轻身体负重，是个好帮手。但不是所有人都会正确使用拐杖。错误的使用拐杖会导致拄拐行走不便，甚至会造成不必要的二次伤害。那么，如何正确使用拐杖呢？

下地行走时需注意：环境宽敞明亮，地面干洁无水渍；穿好合适的防滑鞋再下地行走。拐杖的长度：身体直立，从腋窝下 2 指宽至脚下。最简单的方法是用身长减去 41 厘米，即为腋杖的长度。

（1）单侧拄拐：左腿受伤，拐杖支在右边；右腿受伤，拐杖支在左边。单拐须使用在健肢侧，不可将拐杖支在患肢侧。

（2）双侧拄拐行走：

1）四点法（较安全稳定）：左拐杖→右脚→右拐杖→左脚。适用于无法以任一单腿支撑全部重量的患者。

2）三点法：两边拐杖跟患肢一同向前，健肢再向前。适用于一侧下肢活动障碍，患肢只能部分负重或完全不能负重者。

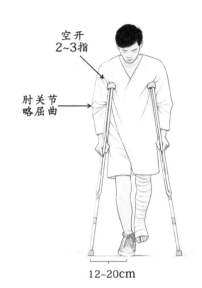

空开2~3指

肘关节略屈曲

12~20cm

3）二点法：左拐杖与右脚一致，右拐杖与左脚一致。适用于腿部无法支撑重量，但肌肉协调、平衡性好，臂力强者。

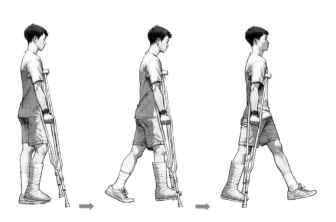

（3）上下台阶或楼梯：原则为健肢先上，患肢先下。

1）上楼：上楼时健肢先上，患肢后上，最后上拐杖。

2）下楼：下楼时先下拐杖，再下患肢，最后下健肢。

注意事项：

1）拐杖的把手不能顶住腋窝；

2）不能以腋窝受力，应用手出力，支撑身体重量，否则可能导致腋窝深部的臂神经丛损伤；

3）第一次下床须在床沿坐一会儿，如无头晕再下床。

（4）起立站身：拐杖置患侧，用手支撑扶手撑起。

（5）坐下：与站立相反。

18. 如何正确使用助行器?

助行器作为骨科常见的功能锻炼器具，是辅助人体支撑体重、保持平衡和行走的器具，广泛用于髋、膝人工关节置换患者术后的步态训练，以及行动不便的老人、某些外伤、偏瘫患者自行助步或进行四肢体力的锻炼。

（1）高度的选择：手在扶握助行器的时候，应放松肩膀，双手握紧助行器两旁的扶手，保持身体直立的姿势，手肘关节弯曲呈 30°。助行器可平地使用，上下楼梯则不适用。

（2）在使用助行器辅助起身时，应将助行器放在人体的正前方，健侧的手放在助行器扶手上，患侧的手支撑在床面上，臀部往前移动，双腿微曲，将重心往前倾，然后再起立。

（3）在使用助行器辅助步行时，可分为固定式和交互式两种：

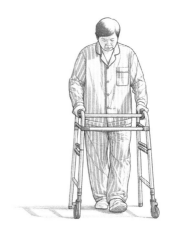

固定式助行器：先移动助行器→患肢→健肢。双手握紧助行器，站稳，把脚放在助行器后腿的中间，举起助行器，自然地放在自己的前端，确保助行器四条腿都在地板上的时候，患侧腿先迈出，足跟落在助行器后腿位置后，健腿迈出与患腿在同一水平上，小心地一次一步连续重复此步骤。

交互式助行器：双手握紧助行器站稳，把助行器放在身前，先推动一侧助行器前移，对侧的脚跟着往前移一步，然后再推动另一侧助行器前移，对侧的脚跟着往前移一步，如此反复前行。

在使用助行器辅助坐下时，扶着助行器慢慢往后移动，直到双腿触碰到椅子或者床的边沿，健侧的手扶住助行器，患侧的手支撑椅子或者床面，再慢慢坐下。

注意事项：

（1）每次使用前，检查橡皮头及螺丝有无变形或损坏，如有损坏应重新更换以维持其安全性。

（2）避免在地面潮湿、光线不足及有障碍物时行走，以免滑倒或绊倒。

（3）使用助行器时不可只穿袜子而不穿鞋，且应避免穿拖鞋。

（4）第一次下床使用，须有医护人员在旁指导。

（5）行走前先站稳，步伐不宜太大，双眼应平视前方，保持身体的平衡。

（6）渐进性增加行走的活动量。

（7）在抬起以及推动助行器时，不宜距离身体太远。

（8）迈步时不宜靠助行器太近，往前跨的步伐以到助行器的一半为宜，太过向前容易导致重心不稳而跌倒。

（9）必须确定四个角都放稳了才能往前跨步。

19. 如何正确使用轮椅？

轮椅是医院、居家最常用的辅助器具，作为一个代步工具，它不仅能帮助肢体伤残者和行动不便的人士，更重要的是方便家属协助移动和照顾。但是轮椅使用不当不仅会降低患者舒适度，还会带来因前倾、侧翻等原因导致的危险。

（1）独自操作轮椅：向前推时，操纵前先将刹车松开，身体向后坐下，眼看前方，双上肢后伸，稍屈肘双手紧握轮环的后半部分。推动时，上身前倾，双上肢同时向前推并伸直肘关节，当肘关节完全伸直后放开轮环，如此反复进行。

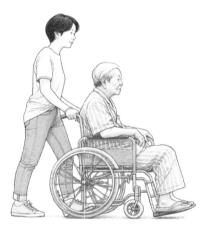

（2）辅助者使用轮椅：

1）从床上转移至轮椅上：将轮椅推至床旁，椅背与床位平齐，面向床头，拉起双侧手刹以固定轮椅，防止前倾，将脚踏板拉起。扶患者上轮椅。对偏瘫及行动不便的患者，应由家属或者陪护协助其移至轮椅。让患者健侧手抓住患侧手，患侧脚搭在健侧脚上，家属或陪护一手托住腘窝，一手托住肩部，扶患者坐起，协助其穿鞋。患者宜穿跟脚的防滑鞋。家属或陪护将腿放入患者双腿中间，让其抓住陪护者的肩部，陪护双手扶住患者腰部。患者坐稳后用束腰带（安全带）进行保护，翻下脚踏板，嘱患者把脚放在脚踏板上，松开手刹即可。若外出检查等，需了解天气情况，注意保暖。

2）推轮椅：推轮椅时嘱患者手扶轮椅扶手，尽量靠后坐，嘱其身体勿向前倾或自行下轮椅，以免跌倒。推轮椅者注意用力均匀、平稳，避免颠簸。

3）进出电梯：陪护及患者应背向前进方向（电梯），陪护先进，轮椅再进；同样，出电梯时背向电梯口，陪护先出，轮椅再出。

4）推轮椅过障碍物：遇到障碍物时陪护需双手握住轮椅把手，轮椅的座位下方有一根杠杆，陪护只需用右脚踩住杠杆，前轮就可以轻轻翘起，使前轮抬起越过障碍物，待前轮过后再轻推后轮，并向上提起后轮即可越过障碍物。

5）轮椅上坡：上坡时要用束腰带（安全带）保护患者，嘱患者手扶轮椅扶手，身体一定要前倾以防止后翻。

6）轮椅下坡：下坡时要用束腰带（安全带）保护患者，嘱患者手扶轮椅扶手，伸展头部和肩部并向后靠，陪护用双手握住把手倒转轮椅，使轮椅缓慢下行（倒着走）。陪护要控制好速度并注意观察病情，以免患者感觉不适或发生意外。

7）从轮椅转至床上：将轮椅推至床旁，固定好轮椅，翻起脚踏板，双脚踩稳，松开束腰带（安全带），家属或陪护协助患者下轮椅，将患者转移至床上，取舒适卧位。

注意事项：轮椅使用前应检查各部件是否松动，轮椅刹车性能及胎压情况。严禁踩踏脚踏板上下轮椅及未刹住车闸时上下轮椅。禁止在斜坡处停车。使用轮椅过程中，应平稳移动，绕开障碍物，避免突然加速、减速、改变方向，防止发生意外。禁止推轮椅走扶梯。行走过程中，注意道路前后情况，注意患者有无不适。

（六）骨科创伤患者的出院居家护理

1. 骨折患者出院后需要注意些什么？

　　患者在出院回家时，医生护士一般都会交代很多注意事项。还会将患者的诊断证明书和出院记录交给患者。这两份资料患者和家属都要注意仔细阅读。注意出院记录中的出院医嘱。

　　出院记录一般是交代出院前的情况、住院治疗过程、出院时情况以及出院的注意事项。其中，最重要的是出院医嘱，医生会根据患者的具体病情做出个性化的交代。

　　（1）按时复查：医生会根据病情预计第一次复查时间，出院后要按时到医院复查，医生会根据复查结果综合评估患者在出院的第一阶段内的功能康复训练效果，结合影像学检查，判断骨痂生长情况，对患者下一阶段的康复训练计划作出相应的调整。

　　（2）调整心态，积极面对，正确对待，遵守合适的功能锻炼计划。骨科的治疗周期一般比较长，有的患者甚至需要长时间卧床，此时患者最需要亲情关怀。患者的治疗需要家属全程密切配合，才能早日康复。

（3）家属可根据患者的不同阶段调整饮食，促使患者保持良好的情绪。

2. 骨折后是否需要定期来医院复查呢？

骨折后要注意来医院定期复查，这样才能及时发现病情的变化。那么，骨折复查为什么这么重要呢？

（1）有些骨折早期表现（包括自己的感觉、X 线表现）可能不明显。骨折数日以后，随着骨折端的吸收，骨折线才逐渐清晰。任何检查手段都要经过机器操作、图像获得、人员判读等众多环节，完全避免误差是不可能的，也就是存在一定的假阳性率和假阴性率。一次检查就下有无骨折的结论有时不够客观和准确。

（2）骨折经过石膏、夹板、支具等固定几天后，随着骨折部位肿胀的逐渐消退，外固定相对来说变得松弛，骨折可能就会发生移位。及时复查就能及时发现和处理移位。

（3）骨折以及各种治疗都有其可能发生的并发症，定期复查有助于及时发现和处理并发症。

所以，骨折以后一定要按照医嘱，按时来医院进行复查。

3. 人工髋关节置换术的出院注意事项有哪些？

（1）要注意加强患侧肢体肌肉力量的锻炼和髋关节部位屈伸功能的锻炼，以恢复下肢正常的力量和髋关节正常的屈伸功能。

（2）出院后早期要注意不要做"翘二郎腿"、交叉盘腿、坐矮板凳、深蹲等动作，如厕要使用马桶或坐便器，以免出现髋关节脱位的情况。

（3）出院以后一定要保持手术部位的清洁干燥，术后如有发热、牙龈炎、拔牙后、皮肤破口、泌尿系感染、呼吸道感染等应及时到正规医院进行治疗，避免出现髋关节感染。糖尿病患者要把血糖控制在正常范围。

（4）在日常活动中一定要避免摔倒，以免导致假体周围骨折的情况发生。

（5）日常生活中避免重体力劳动及参加需要髋关节大范围剧烈活动的运动项目。

（6）出院后要根据医嘱定期复查，一般术后 1 年内需要复查 4 次，即术后 1 个月、3 个月、6 个月、12 个月。术侧髋关节出现任何异常情况，应及时到医院进行检查。

4. 骨科创伤患者如何预防跌倒、坠床？

骨科创伤患者大多日常基本活动受限，且由于身体功能障碍、机体平衡失调、感觉迟钝等原因，易发生跌倒，一旦发生，轻则发生擦伤扭伤，重则出现骨折、颅脑出血，危及生命。

以下属于跌倒风险高危人群：

（1）经常感到头晕，乏力者；

（2）以前有过跌倒史的患者；

（3）走路不稳，视力不好者；

（4）神志异常者；

（5）年龄大于 65 岁者；

（6）肢体功能障碍者；

（7）长期使用降压、利尿、降糖、扩张血管等药物者。

如果有以上情况，就需要特别注意。

预防跌倒、坠床的注意事项：

（1）行动不便、身体虚弱无法自我照顾、视力下降的患者，应由家人陪伴左右，协助活动。

（2）卧床时应设立床档，特别是患者躁动不安、意识不清时。

（3）下床时应穿上合适尺码的衣裤、防滑鞋，不要穿

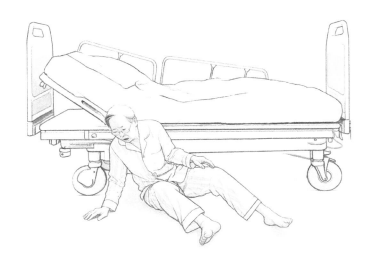

拖鞋，以免绊倒。

（4）老年患者夜间起床如厕或拿取物品时，是跌倒或坠床的高发环节，起床前务必叫醒陪护人员协助。

（5）如在行走时出现头晕、双眼发黑、下肢无力、步态不稳和不能移动时，须立即原地坐（蹲）下或靠墙，呼叫他人帮忙。

（6）未做手术的患者改变体位时应遵守"三部曲"：即平躺睁眼30秒，坐起30秒，站立30秒，再行走。避免突然改变体位，特别是在服用某种特殊药物时，如降压药、安眠药、降糖药等。术后患者须在医护人员进行专业指导后再下床。

（7）将生活用品放在容易拿取的地方。

（8）保持地面干燥，如地面潮湿，应及时处理。白天保持病房明亮，夜晚不要遮挡夜灯。

（9）正确使用使用拐杖、轮椅、助行器等辅助工具。

5. 如何预防老年人跌倒呢？

对于老年人来说，跌倒可能造成非常严重的后果，包括髋关节骨折、上肢骨折、软组织挫伤等。老年人跌倒后往往会进一步造成活动量减少、情绪低落，影响生活质量甚至生命安全。那么，在日常生活中，我们该如何预防老年人跌倒呢？

（1）要积极进行健康体检，最好每半年到一年一次，及时了解自己的身体状况。

（2）老年人应自主学习防跌倒知识和技能，增强防跌倒意识。

（3）坚持参加规律的体育锻炼，以增强肌肉力量和柔韧性、协调性、平衡能力、步态稳定性，从而减少跌倒的发生。

（4）加强营养，防治骨质疏松：由于跌倒所致损伤中危害最大的是髋部骨折，尤其对于骨质疏松的老年人。因此，老年人要加强膳食营养，应该多吃富含蛋白质和维生素 D 的食物，保持均衡的饮食，适当补充维生素 D

和钙剂；经常户外活动，接受阳光照射，促使身体内合成更多的维生素 D，协助钙质的吸收。此外，注意不要吸烟，以防影响钙质吸收。另外，绝经期老年女性必要时应进行激素替代治疗，增强骨骼强度，减少跌倒后的损伤。

（5）合理用药，按医嘱正确服药，不要随意用药。应了解药物的不良反应，注意用药后的反应，如降血压药可引起直立性低血压，易导致跌倒。用药后动作宜缓慢，以预防跌倒的发生。

（6）加强对老年人的照顾。尽量不要让老年人单独生活。老年人外出活动应有人陪伴。适当提高室内温度，减少穿衣，以防衣服过于臃肿而影响活动。穿鞋需有选择，应选择平底防滑鞋。鞋对于保持老年人稳定性有十分重要的作用。老年人应该尽量避免穿高跟鞋、拖鞋、鞋底过于柔软或易滑倒的鞋。房间地面，尤其是厕所地面要保持干燥，防止积水。可酌情使用助行器、手杖、洗澡椅等。

（7）调整生活方式：避免走过陡的楼梯或台阶，上下楼梯、如厕时尽可能使用扶手；转身、转头时动作要慢；走路保持步态平稳，尽量慢走，避免携带沉重物品；避免去人多及湿滑的地方；使用交通工具时，应等车辆停稳后再上下；起身、下床的速度一定要慢，睡前少饮水以免夜间多次起床；晚上床旁尽量放置小便器；避免在他人看不到的地方独自活动等。

（8）将经常使用的东西放在不需要梯凳就能拿到的位置。将拐杖、助行器等放在触手可及的位置。尽量不要在家里登高取物，如果必须使用梯凳，可以使用有扶手的专门梯凳，千万不可将椅子作为梯凳使用。

跌倒无小事，防范一定要重视。积极预防老年人跌倒对维护老年人健康、保证老年人的生活质量都是非常重要的，无论是家人还是老年人自身，都要加强对跌倒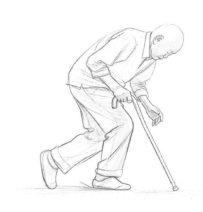的防范，降低跌倒发生的风险。

6. 什么是骨质疏松症？

骨质疏松症是一种以骨量减低、骨组织微结构损坏，导致骨脆性增加、易发生骨折为特征的全身性骨病。

7. 骨质疏松发生的原因是什么?

（1）遗传：人的骨质与遗传因素关系密切，父母若骨质比较疏松，子女患骨质疏松疾病的概率会增加。

（2）年龄：人体的骨量从出生后开始逐渐增加，在30岁左右达到峰值，之后开始不断下降。女性绝经后雌激素分泌下降，骨量会呈断崖式丢失。

（3）疾病：人体分泌的激素有很多种，很多激素会对骨的发育代谢产生影响。一些内分泌代谢疾病，如甲状腺和甲状旁腺疾病、糖尿病等，也可引起骨质疏松。

（4）药物：糖皮质激素、抗癫痫药等，会影响骨细胞活性、降低骨量。

（5）生活习惯：若饮食不均衡、生活不规律，有可能影响机体营养摄取和代谢机制，为骨质疏松埋下伏笔。

8. 骨质疏松的主要表现是什么?

（1）疼痛：患者可有腰背酸痛或者周身酸痛，负荷增加时疼痛加重或活动受限，严重时翻身、起坐及行走有困难。

（2）脊柱变形：骨质疏松严重者可有身高缩短和驼

骨科创伤健康教育与心理疏导

背。椎体压缩性骨折会导致胸廓畸形，腹部受压，影响心肺功能等。

（3）骨折：非外伤或轻微外伤发生的骨折为脆性骨折，是低能量或非暴力骨折。发生脆性骨折的常见部位为胸椎、腰椎、髋部、桡骨、尺骨远端和肱骨近端。

9. 年轻人会得骨质疏松吗？

人体骨骼的骨量在 30 岁左右达到最高峰，峰值骨量越高，发生骨质疏松的时间越晚、程度越轻。随着年龄的增长，骨骼中的钙质逐渐流失，骨量开始缓慢下降。40 岁以后的人群，如果生活习惯不良，忽视运动及光照，经常挑食或过度节食，频繁吸烟喝酒，长期饮用咖啡或碳酸饮料等都容易导致峰值骨量不高或过早出现低骨量，甚至在年轻的时候就出现骨质疏松。

10. 改善骨质疏松，多吃钙片就行吗？

吃钙片有助于延缓骨丢失和抗骨质疏松，但是，骨骼健康不仅仅取决于钙的摄入是否充足，还与磷、镁、维生素 D 等营养元素有关。其中，维生素 D 是促进肠道对钙吸收的重要元素。要想改善骨质疏松，仅有钙而没

198

有维生素 D 的话，补再多钙人体也吸收不了。一味地增加钙剂的摄入，有时候反而会适得其反，增加身体的负担，促进肾结石、胆结石的发生。

人体本身就是维生素 D 的生产车间，皮肤在光照下可以将 7-脱氢胆固醇转化为维生素 D。所以晒太阳对改善骨质疏松非常重要。另外，蛋白质和维生素 K 也能促进人体对钙的吸收。

所以，想要改善骨质疏松，不能仅靠多补钙，还需要补充维生素 D 等其他促进钙吸收的元素。

11. 如何预防骨质疏松？

（1）良好的饮食习惯可以防治骨质疏松。多吃含钙量高的食物，如奶制品和豆制品，以及富含维生素 C 的食物，如新鲜的蔬菜和水果，适量摄入蛋白质。

（2）适当的户外运动有利于骨骼健康。运动不仅仅可以预防活动量较少引起的骨量减少，还可以改善肌肉力量并且增加灵活性。适合骨质疏松患者的运动包括负重运动及抗阻运动，推荐规律的负重及肌肉力量练习。

（3）保持生活规律，不熬夜。调节心情和自身压力，可防止酸性物质沉积，保证代谢的正常进行。

（4）多晒太阳，促进皮肤内生维生素 D 的形成，进

骨科创伤健康教育与心理疏导

而促进肠道内的钙吸收。

12. 孩子做了骨科创伤手术，出院后能上体育课吗?

　　孩子做完骨科创伤手术以后不能马上上体育课。青少年骨折恢复比成年人要快，但具体的活动时间还需要根据孩子的骨折严重程度、骨折的部位以及所采用的治疗方式来决定。骨折的愈合是需要一定时间的，正常情况下骨折后 6 周以上可以形成比较牢固的骨性连接，3 个月才基本恢复正常。下肢骨折 6 周以后可以拄拐下地行走，3 个月就基本可以正常行走，但是不能进行剧烈运动。至少半年以后才能够上体育课。在此期间还要注意多给孩子补充一些含钙多的食物，给予清淡饮食，适当进行一些关节肌肉的训练。这些都有利于骨折的恢复。

　　在恢复正常的行走和进行体育运动之前，一定要拍 X 线片复查，确定骨折线完全消失，骨折已经愈合，在医生的指导下进行合适的体育运动。

04

心理防护与疏导篇

1. 骨科创伤后常见的心理问题有哪些?

创伤后常见的心理问题主要涉及情绪和认知方面的变化。这些问题可以广泛地包括焦虑、抑郁、创伤后应激障碍(PTSD)、睡眠障碍,以及可能出现的认知功能下降,如注意力和记忆力问题。具体而言,患者可能会经历情绪波动、持续的悲伤、对创伤事件的持续回忆或避免与创伤相关的事物和场合,这些症状在心理上对个体产生深远的影响,影响其日常生活和社会功能。此外,创伤后的心理问题也可能导致身体症状,如疲劳感和持续的肌肉紧张。为了应对这些挑战,可能需要心理支持和适当的治疗,包括认知行为疗法、药物治疗以及个体和团体心理咨询,以帮助受创伤影响的个体学会管理和减轻这些症状,恢复到正常的生活轨道上。

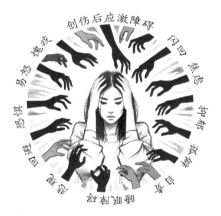

2. 什么是创伤后应激障碍?

　　创伤后应激障碍（PTSD）是一种心理健康状况，通常在经历或见证了极度恐怖或生命受到威胁的事件之后发生。这些事件可能包括战争、自然灾害、严重事故、暴力攻击，包括性侵犯或其他重大创伤事件。PTSD可以影响任何年龄的人，并且其影响可能会对个体的日常生活和功能产生深远的影响。

　　PTSD的症状主要有以下几种：①再体验症状：包括闪回（突然感觉事件正在重新发生）、做噩梦以及创伤性事件的强烈不愉快回忆。②回避症状：患者会努力回避与创伤相关的思想、感受或外部提醒（如人、地点、对话、活动和物体）。③负面情绪和认知变化：包括记忆问题（尤其是关于创伤的细节）、对自己或他人持消极看法、感情麻木或与他人疏远以及对活动失去兴趣。④警觉性和反应性增强：可能表现为易怒、愤怒爆发、过度警觉、集中注意力困难以及睡眠障碍。PTSD的症状可以在创伤事件发生数月或数年后出现，并且其强度和持续时间在不同个体之间有很大差异。一些人可能会经历所有这些症状，而另一些人则可能只有几个。诊断PTSD通常需要这些症状持续一个月以上，并且对个体的工作、社交和其他日常活动产生重大影响。

3. 为什么对于创伤后心理问题要尽早干预?

创伤后的早期干预是心理治疗过程中的一个关键环节,旨在最大限度地减轻创伤后的心理影响,并促进患者的恢复。这些干预措施涉及一系列策略,包括心理支持、认知行为疗法以及其他旨在帮助患者处理创伤记忆和重建安全感的方法。早期干预的目的是识别那些因创伤而处于高风险中的个体,并提供及时的支持,以防止创伤后应激障碍(PTSD)等长期心理障碍的发展。

及时的干预可以显著降低 PTSD 的发病率,改善患者的整体心理健康状况。这种干预通常在创伤事件发生后的几周内开始,包括个体或团体心理治疗、应激管理技巧的培训,以及其他支持性服务。早期干预还包括对创伤患者进行心理教育,帮助他们理解他们可能经历的心理反应,以及如何有效地应对这些反应。此外,为患者提供一个安全和支持性的环境,让他们能够表达和处理他们的感受,也是早期干预中不可或缺的一部分。

4. 针对儿童和青少年创伤后心理治疗的特点和注意事项有哪些?

（1）早期干预的重要性：对儿童和青少年进行早期心理干预对于预防创伤后应激障碍（PTSD）和其他相关心理问题的发展至关重要。早期干预可以包括危机干预、心理教育以及对家庭的支持。

（2）使用适龄的治疗方法：在选择治疗方法时，必须考虑到儿童和青少年的年龄和发展水平。使用创意疗法（如游戏疗法、艺术疗法）可以更有效地与年幼的儿童沟通，帮助他们表达和处理创伤经历。

（3）家庭参与的重要性：在儿童和青少年的治疗过程中，家庭成员的参与是非常重要的。提供家庭治疗或培训家长如何支持他们的孩子可以增强治疗效果。

（4）认知行为疗法（CBT）的适用性：CBT 是治疗儿童和青少年创伤后心理问题的有效方法之一，特别是对于 PTSD。CBT 可以帮助他们重新评估和处理创伤相关的思维模式和信念。

（5）考虑到可能的发展影响：创伤事件和随后的心理问题可能会影响儿童和青少年的发展。治疗过程中需要监测他们的情绪、社交和学习发展，必要时提供额外的支持。

（6）重视多学科合作：对于儿童和青少年的创伤后治疗，往往需要心理健康专业人士、学校教育工作者和医疗保健提供者之间的密切合作，以提供全面的支持和干预。

请注意，以上内容是根据笔者所能访问的资料编写的概述。针对特定的儿童和青少年以及他们独特的创伤经历，治疗计划应当个性化设计，由专业的心理健康专业人士根据具体情况进行调整和实施。

5. 骨科创伤患者焦虑有什么表现？

广泛性焦虑障碍最为常见，以持久而无明确对象或固定内容的紧张不安和担忧为基本临床特征，主要表现为心理、躯体和运动性不安等方面的症状。

（1）心理表现：莫名的和无法理解的焦虑和烦恼，具有惶恐不安、提心吊胆的内心体验，且与现实不相符。

（2）躯体表现：主要为自主神经功能异常和肌肉的紧张，表现为口干、多汗、胃肠不适、气促、呼吸困难、心悸、胸闷、尿频、尿急、头痛和耳鸣等。

（3）运动性不安：搓手顿足、来回走动、坐立难安、不能静坐、肌肉紧张感到无法放松。

6. 骨科创伤患者抑郁有什么表现?

骨科患者合并抑郁症或抑郁状态的比例为普通人群的 6 倍以上。持久的(2 周及以上)情绪低落、兴趣下降、精力不足或过度疲劳是抑郁症的核心症状,此外还存在以下症状:

(1)认知方面表现为记忆力下降、注意力不集中,严重者可出现幻觉、妄想;

(2)意志行为减退表现为行为缓慢、活动减少,不想做事、不想与人接触、回避社交;

(3)无理由的自责或不适当的自罪观念和无价值感;

(4)自卑、自信心丧失,认为前途暗淡悲观;

(5)自伤或自杀的观念或行为;

(6)睡眠障碍表现为早醒或过度睡眠;

(7)食欲下降,体重减轻。

7. 骨科创伤患者出现焦虑抑郁怎么办?

(1)首先,学会面对内心恐惧感。心平气和地分析状况,设想已经出现的问题可能会带来的最坏结果。恐惧感来临,我们应尝试控制它,阻止它的到来,或者避免并尝试尽快把它忘掉。现在这样做：深呼吸，深呼吸，深呼吸；心里默念：没事没事，没事没事，我只是太害怕了，没事的，没事的；捏紧拳头，告诉自己要好好地站着，这种恐慌感很快就会过去，很快很快；再次深呼吸，深呼吸。做完以上的步骤，情绪会渐渐恢复平静，如果不行，就试着多做几次。

（2）其次，面对避免不了的痛苦，告诉自己，是自己还不够强大，所以还不能摆脱。找个朋友倾诉，得到别人的体谅，心情会舒服很多；照常过自己的日子，工作，学习。焦虑和抑郁会在你忙忙碌碌中被淡忘。不要太关注症状，不要把解决和消灭症状当做是生活的目的。

（3）最后，应对内疚与羞耻感。要面对自己的感觉，善待自己的内心。不要为现在你所经历的而感到羞耻与内疚，告诉自己，会很快好起来；积极配合治疗，只要悉心治疗，一切都会好转的！

8. 骨科创伤患者术后出现性格孤僻应该怎么办？

临床调研发现骨科创伤患者出现性格孤僻的比例在上升，表现为不愿与他人接触，待人冷漠，对周围的人有厌烦、鄙视或戒备的心理，这对身心健康及术后恢复十分不利。当我们出现这样的情况应该如何自我调整呢?

（1）正确评价和认识自己和他人。敞开心扉和家人及朋友交流，正确地认识自己和他人，寻找自己的长处。

（2）培养信心。自信心是建立在对疾病的了解与把握基础上的，我们通常建议使用以下办法提高自信心：

1）重新审视自己。准备一张纸，在纸的左面列出自己的优点，右面列出弱点和不足。便会发现原来自己平时都没太留意过长处。

2）适时的自我激励。卢梭曾说过："我不比别人更好，但我就是我。"疾病固然可怕，但依然能被战胜。

3）肯定自己。每天找出三件自己做成功的事，成功可以是与医生顺利地约好治疗时间，可以是手术成功，可以是处理好了文件档案。一天内有三件事顺利地处理了，就是对自己的肯定，就能让枯燥的日子变得有意思。

4）改变自己胆小的毛病。给予自己积极的心理暗示，每次身体恢复到一个阶段，尝到了"胜利"的滋味，这种胆怯的心理就会逐渐被自己克服。

（3）性格孤僻不合群，是需要改变的。意识到自己的问题，并且内心想去改变自己，想去解决这个问题，是非常重要的，是做出改变的基础。

（4）理性认识自己，客观评价自己。人的身材有高矮、胖瘦，人的性格也有内向、外向，性格内向孤僻的人并不少，要理性认识自己。

（5）掌握方式，敢于沟通。可以试着去读一些关于培养人际交往技能的书籍，试着去发现和练习适合自己使用的方式。

（6）改变需要时间，不要过于急迫和焦虑。改变是痛苦的和需要时间的，对即将到来的改变做好准备，对自己可能因此产生的焦虑情绪做好准备。

（7）学习交往技巧，优化性格。可看一些有关交往的书籍，学习交往技巧。同时多参加正当、良好的交往活动，敢于与别人交往，虚心听取别人的意见，同时要有与任何人成为朋友的愿望。

（8）鼓起勇气、敢于反击。敢于向责难你的人发起反击，适当向最亲密的人释放你的情绪，求得他们的帮助。

（9）深交几个朋友。

（10）多看看喜剧。

9. 骨科创伤患者术后出现悲观怎么办？

悲观，是指人们会在事情发生之前，将期待降到比较低的水平，想象出可能出现的最坏的情景。悲观是人自觉言行不满而产生的一种不安的情绪。它是心理上的自我指责、自我的不安全感和对未来害怕的心理活动的混合。当患者出现悲观的情绪时，有以下几点建议：

（1）拒绝坏的预期。悲观者对自己做的事情总是考虑最坏的结果，并且试图相信事情的结果就是那样。久而久之对自己干的事情总是持批评，无所谓的态度。应说服自己把事情往好的方面想。

（2）放弃那些想不通的问题，也放弃没有结论的争辩。

（3）倾诉与沟通：找一个朋友或者亲人不断提醒自己，通过沟通的方式来舒缓自己的情绪。

（4）借助榜样的力量激励自己。

（5）随时保持幽默感。

（6）设立目标，展望未来。

10. 为什么骨科创伤患者术后会出现恐惧？

几乎所有人都出现过恐惧的经历，这是一种自我保护的本能。不过，当这种原本属于保护我们免于受伤的情绪，使我们变得无缘无故地害怕起某些事物的时候，恐惧就会变为我们发展当中的一种阻碍，这个时候恐惧就会变成一种有害的情绪。

为什么骨科创伤患者术后会出现恐惧情绪，他恐惧的是什么？患者的恐惧大多数来自于担心术后不能恢复健康，没恢复好变得异于常人等。当我们发现患者产生恐惧情绪时，应该了解具体原因，从中找到突破口，才可以更好地帮助患者战胜恐惧。

(11.) 骨科创伤患者术后出现愧疚怎么办？

愧疚是人的基本情绪之一，它是一种混合了负面情绪和错误认识的痛苦感觉，是一种要为别人的不愉快或痛苦负责的情感倾向。骨科创伤患者术后出现愧疚怎么办？主要方法有以下几点：

（1）表达愧疚：心理治疗认为，将不能得到表达的愧疚压抑在心里，久而久之会转化为极端的自罪感，并可能导致抑郁症。而表达愧疚对当事人来说是一件很困难的事情，需要为其创造一个客观、宽松的倾听环境和接纳的情感氛围。

（2）学会感恩：感恩有时是最简单不过的事，一个微笑，一声谢谢，一个善意的举动，都只不过是举手之劳，只要心存感激，做起来并不难。

（3）客观自省：评估自己在事件中的责任，将自己想象成拍摄全过程的旁观者，客观真实地描述导致其他人受到伤害的错误行为或不作为，客观认识自己的行为，为自己的行为做出有意义的补偿，以减少内疚。

（4）释怀愧疚：愧疚的人大都有一种认知误区，觉得只要满足了别人的需要，就能得到认可和关爱，其结果往往适得其反。

心理学家霍金斯在关于各类情感能量等级的分析中，把羞愧排在最低位，其次是内疚，认为羞愧和内疚是人对自己伤害最大的不良情绪，负面分数超过悲伤、愤怒和恐惧。每个人都难免有心怀愧疚的时候，却不能一直怀着这种情绪，因为生活还在继续。愧疚感就像沉重的枷锁，你需要做的，就是把它放下。

12. 骨科创伤术后患者出现自卑情绪怎么办？

健全的身体变得残缺；因外貌异于常人而受到周围人异样的眼光，甚至是嘲笑；家人小心翼翼的态度；由于身体的缺陷限制，很多事情不能做，行动不便，生活无法自理，原先再简单不过的事情，现在却变成了不可能，种种因素时刻提醒着患者变成残疾人的事实，与原来的自己有了无法弥补的巨大差距，导致患者心理失衡，敏感，过分在意自己的外貌，产生自卑心理，变得自暴自弃，甚至拒绝接受他人的帮助和引导。

对于有肢体残缺的骨创伤患者，有些家属对其缺乏信心，视其为负担，对患者缺乏公正的评价，在这种观念的影响下，患者也会认为自己的残疾是一件悲哀的、对不起人的事情，于是不知不觉中就形成软弱、胆怯的性格；家属如果每天对患者都是一副小心翼翼的态度，甚至是怜悯，事事包办、代替，会造成患者交往能力差而害怕与人交往的性格。这两种态度最终都会使患者形成自卑的心理。应该让患者意识到有亲人在爱他，支持他，帮助患者树立正确的观念，正视生理缺陷。要想超越自我，让自身得到发展，患者必须克服困难，消除自卑心理。对于肢体残缺患者来说，可以考虑从以下几点来消除自卑：

（1）扔掉身心缺陷的包袱。首先患者不能否定自己，而失去努力的动力。也不要认为别人都看不起自己，不愿请求别人的帮助而把自己孤立起来。要经常对自己说："我能行！"

（2）积极行动，树立小目标。空想与怨天尤人于事无补。认识到自己的自卑，就去承认它的存在，并用行动来弥补。把大目标分成小目标，不要立即强制自己去做，应先从容易处入手，获得自信后，再做较为复杂的事，以便一步一步实现目标。

（3）心理补偿。所谓心理补偿，就是通过个体的努力奋斗，以发展某方面的成就来抵御自身的某一缺陷，如勤能补拙、扬长避短。当我们发现自身缺陷不可挽救时，我们可以通过寻求自身的某一优势来补偿劣势。

13. 骨科创伤患者的家属出现的心理问题有什么影响？

骨科创伤在临床中较为常见，其往往具有病情危急、致残致死率高且风险因素较多的特点。患者在机体受到重创的前提下，再加上长时间的卧床休养，极易发生相关的严重并发症，造成患者及患者家属强烈的心理反应。患者家属的心理健康直接影响患者的临床疗效，如患者家属态度消极，不仅不利于本人的心身健康，还影响患者康复。他们在与骨折患者的长期生活中，有可能出现下文所提心理不适现象，及时对其进行了解和疏导是最有效的解决策略。

14. 骨科创伤患者的家属难以接受眼前的事实怎么办？

骨科创伤往往发生突然，后果较为严重。超出了人们正常的预知和接受范围。对于患者及其家属都是一时难以接受的。首先患者家属要从内心接受患者已经经历了骨科创伤这个事实。自己先坚强起来，然后将乐观的态度传递给患者本人。亲人的陪伴是患者康复道路上的定心丸。

15. 骨科创伤患者的家属出现悲伤与忧愁怎么办？

家属每天看到卧病在床的患者，心里是极度悲伤的。对亲人遭受巨大身体创伤感到难过，对于患者接下来生活感到忧虑。作为亲属，应该在生活上给予患者无微不至的关怀与照顾。如果面对患者，长期感到悲伤与忧愁，不但有损自身健康，还会影响患者的情绪及治疗和康复效果。所以应当尽快调整自己的心理状态，帮助患者更好、更快地康复。

16. 骨科创伤患者的家属出现焦虑和恐惧的心理怎么办？

由于患者家属对疾病缺乏专业的知识，再加上骨科创伤患者病情变化非常快，对疾病预后不能把握，往往会和患者一样，面对突如其来的变化不知所措。对于这种情况，患者家属首先要选择相信接诊医生。一旦出现病情变化，要及时与医生进行沟通和交流。同时不要把负面情绪带到患者面前。焦虑和恐惧的情绪除了增加自己和患者的心理负担外，对于患者的康复没有任何帮助。面对焦虑，家属首先要进行自我认识，把潜意识中引起痛苦的事情诉说出来。其次要对患者的情况有信心，克服自己的焦虑和恐惧，勇敢地去接受可能出现的不良预后。

17. 骨科创伤患者的家属怀疑和不信任医生怎么办？

由于骨折类型、损伤程度不同等因素，导致患者住院天数、费用、骨折愈合时间长短不一，有些患者家属看到患者因为各种原因迟迟没有出现肉眼可见的快速恢复，便对医生产生怀疑。每个人的康复情况是不一样的。不同的身体状态、营养因素、周围环境及患者本身的心情都可以影响患者恢复的速度。患者及其家属都应该充分相信自己的医生，并谨遵医生的指导，按时进行必要的检查和康复训练，积极与医生配合才能更快、更好地恢复。

18. 骨科创伤患者的家属出现愧疚和容忍心理怎么办?

对患者不正确行为的容忍和支持是许多患者家属会进入的误区。尤其是一些父母,孩子突然遭受了意外,他们认为是自己照顾不周造成的,对患者有愧疚感,尤其是对于年龄较小的患者,患者家属更认为自己没有尽到认真看护的责任。但是家属没有必要过多去纠结自己曾经的大意,而应该把更多的关注点放在患者的康复和对于患者的照顾上,及时进行弥补而不是过多地苛责自己。

19. 骨科创伤患者的家属出现厌倦的心理怎么办?

长期照顾患者,特别是骨折创伤之后需要长期卧床的患者后,患者家属难免产生厌倦情绪,加上面对医疗费用和后期需要花在康复训练上的巨大开销,一些患者家属产生严重的心理障碍。此时护士应给予相应的心理疏导,发动家庭和社会的力量给予支持。

参考文献

［1］ 田伟.实用骨科学［M］.北京：人民卫生出版社，2008.

［2］ 田伟，陈安民.骨科学［M］.北京：人民出版社，2009.

［3］ 周阳，张玉梅，贺爱兰，等.骨科专科护理［M］.北京：化学工业出版社，2020.

［4］ 中华医学会骨科学分会.中国创伤骨科患者围手术期静脉血栓栓塞症预防指南（2021）［J］.中华创伤骨科杂志，2021，23（3）：185－192

［5］ 陈琼妮.心理联络护士临床工作手册［M］.北京.人民卫生出版社，2018.

［6］ 何桂香.康复护士临床工作手册［M］.北京.人民卫生出版社，2018.

［7］ 苏何花.生活中常说的发物是什么［J］.科学启蒙，2020（02）：24-25.

［8］ 魏小龙，朱文敏.全身麻醉术后患者早期饮水管理策略的最佳证据总结［J］.中华急危重症护理杂志，2021，2（06）：535-542.

［9］ 黄丹卉.中医饮食禁忌中"发物"的文献研究［J］.北京：北京中医药大学，2009.

［10］ 张晓慧，马永琛.外科术后下肢深静脉血栓形成的治疗护理［J］.齐鲁护理杂志，2016，22（22）：73-75.

［11］温杏良，顾天姣，谢卫梅.骨科老年患者跌倒风险评估与干预流程的实施［J］.护理学杂志，2011，26（2）：38-39.

［12］王新良.儿童健康红宝书-学龄前儿童篇［M］.北京：人民军医出版社，2008.

［13］白求恩骨科加速康复联盟，白求恩公益基金会创伤骨科专业委员会，白求恩公益基金会关节外科专业委员会，等.骨科手术围手术期禁食禁饮管理指南［J］.中华创伤骨科杂志，2019，21（10）：829-834.

［14］何以蓓，汤军.中医"发物"的概念、分类及其临床意义［J］.浙江中西医结合杂志，2009，19（11）：674-676.

［15］《中国老年骨质疏松症诊疗指南（2023）》工作组，中国老年学和老年医学学会骨质疏松分会，中国医疗保健国际交流促进会骨质疏松病学分会，等.中国老年骨质疏松症诊疗指南（2023）［J］.中华骨与关节外科杂志，2023，16（10）：865-885.

［16］邓春花，陈小华，尹芝华，等.老年髋部骨折患者围术期营养护理管理专家共识（2023 版）［J］.中华创伤杂志，2023，39（5）：394-403.

［17］Posadas-Martínez，María Lourdes，Vázquez，et al. Inhospital mortality among clinical and surgical inpatients recently diagnosed with venous thromboembolic disease［J］. Journal of Thrombosis and Thrombolysis，2015，40（2）：225-230.

［18］Vignon P，Dequin P F, Anne Renault. Intermittent pneumatic compression to prevent venous thromboembolism in patients with high risk of bleeding hospitalized in intensive care units：the CIREA1 randomized trial［J］. Intensive Care Medicine，2013，39（5）：872-880.

［19］Ulrich Schnyder，Marylène Cloitre. Evidence Based Treatments for Trauma - Related Psychological Disorders：A Practical Guide for Clinicians［M］. Switzerland：Springer, 2022.